大字版

最好的医生是自己

洪昭光 著

中国盲文出版社 求真出版社

图书在版编目（CIP）数据

最好的医生是自己：大字版 / 洪昭光著. —北京：中国盲文出版社，2013.1

ISBN 978－7－5002－4062－4

Ⅰ. ①最… Ⅱ. ①洪… Ⅲ. ①中年人—保健—基本知识 ②青年—保健—基本知识 Ⅳ. ①R161

中国版本图书馆 CIP 数据核字（2012）第 288412 号

最好的医生是自己

著　　者：洪昭光

出版发行：中国盲文出版社

社　　址：北京市西城区太平街甲 6 号

邮政编码：100050

印　　刷：北京汇林印务有限公司

经　　销：新华书店

开　　本：787×1092　1/16

字　　数：124 千字

印　　张：16.75

版　　次：2013 年 5 月第 1 版　2017 年 5 月第 6 次印刷

书　　号：ISBN 978－7－5002－4062－4/R·644

定　　价：29.00 元

编辑热线：（010）83190226

销售服务热线：（010）83190297　83190289　83190292

最好的医生是自己

—— 写给珍爱生命的中老年朋友

健康是什么呢？健康是节约、是和谐、是责任、是金子。健康的核心是和谐，健康的关键在自己。所以古代老子说：适者有寿，仁者无敌。

21世纪的健康新观念是：20岁养成好习惯，40岁指标都正常，60岁以前没有病，80岁以前不衰老，健健康康100岁，快快乐乐一辈子。自己少受罪，儿女少受累，节省医药费，造福全社会，何乐而不为呢？

1992年世界卫生组织总干事中岛宏博士指出："全世界每年有1200万人死于心血管病，而如果采取预防措施，可以减少600万人的死亡。"他进一步指出："许多人不是死于疾病而是死于无知。"并再三忠告："不要死于愚昧，不要死于无知。"

当代人一半的死亡是可以避免的。怎么避免呢？就是要学习科学的养生知识。英国哲学家培根有句名言："知识就是力量。"今天看来，科学的养生知识不仅是力量，还是男人的保健品，是女人的美容霜，是孩子的聪明药，是老人的长寿丹，是免费的维生素，是无毒的减肥药，是强力的杀虫剂，是长效的百忧解。简言之，科学的养生知识是健康的无价之宝。

光有养生知识还不行，还需要把这些知识转换成科学的生活方式。科学的生活方式可以使高血压发病率减少55％，中风发病率减少75％，糖尿病发病率减少50％，肿瘤发病率减少33％，更能使健康寿命延长10岁，生活质量也会大大提高。坚持健康的生活方式、注意健康养生的人，与不注意养生的人相比，65岁以上所花的医疗费，仅为后者的1/3～1/2，同时住院次数也大大减少。

科学的生活方式其实很简单，不乱花一分钱，不用花多少时间，就能获得。这种生活方式就在我们身边，就是顺应自然，顺应天时；顺势而为，顺水推舟；天天三笑容颜俏，七八分饱人不老；相逢借问留春术，淡泊宁静比药好……

当然，大家仅仅知道这些健康的生活方式还不行，仍需要亲身去实践。我曾经说过生活中的"三个半小时，三个半分钟"。许多人实践了，就有很好的效果，一些老同志，认认真真地照做了，就再未发生过头晕、站不稳这些困扰他们多年的症状。

有的人会问，从现在开始亲身去实践科学的生活方式，晚不晚？我觉得，一点儿都不晚。科学生活方式的开始没有早晚之分，关键是"知、信、行"，光有"心动"还不够，要有"行动"，并持之以恒，养成习惯，就能使科学的生活方式变成愉快和享受，而不是任务、不是负担。再往后就会品尝到健康所带来的快乐。一旦科学的生活方式成为我们生活的一部分，我们就掌握了健康的钥匙，成为自己生命的主人。

我衷心希望大家能持之以恒地用健康知识来充实自己，实践科学的生活方式，那么，大家就不会生病，就会拥有健康，就会"健康七八九，百岁不是梦"了！

目　录

第1章　饮食要讲究　搭配应合理

第2章　运动利健康　方式因人异

生命不息　运动不止

运动方式　多种多样

科学锻炼　远离误区

第 3 章　生活好习惯　无病一身轻

第4章　心平气也顺　一生乐开怀

第6章　多做"启明星"　不当"白骨精"

劳逸结合　成就事业

第7章　防病于未然　长寿自会来

百病之首——心血管病

致残率高——脑血管病

第8章　保健养生箴言

第9章　保健养生新观念

第1章

饮食要讲究　搭配应合理

- 睡觉前喝牛奶再加 1 片维生素 C 和 1 片复合维生素 B，这样孩子不但身体高、体质好，而且抵抗力强，不会经常感冒、发烧。

- 有研究表明，仅每日进食 500 克蔬菜和水果一项，就可使肿瘤发病率下降 1/3 以上。

- 西方 27 个工业化国家流行病学研究表明：冠心病病死率的高低，与葡萄酒的消费成反比。法国人有饮葡萄酒的习惯，其冠心病患者人数仅为美国的 1/3。

营养元素　一样不少

压力大、生活无规律、抽烟、喝酒都会额外消耗人体内大量营养素，因此，要定期补充人体所需营养素。千万不要等缺乏维生素、微量元素的症状出现甚至疾病发生时才考虑补充，这样做为时已晚，损失太大。

补钙第一位

中国人以素食为主，这种膳食习惯有个缺点——钙太少。

缺钙会导致三个结果：第一骨痛，缺钙的人骨质疏松、骨质增生、腿疼发麻、小腿抽筋，浑身疼；第二龟背，越活越矮，越活越萎缩，岁数越大，个子越矮；第三骨折，稍微一动就骨折，一摔骨头就断。

中国人大多数都缺钙，缺多少呢？一个人每天需要 800 毫克钙，而我们的伙食里仅有 500 毫克，剩余的 300 毫克需要靠每天 1 袋牛奶补充，250 毫升牛奶正好含钙 300 毫克。

牛奶从什么时候开始喝呢？从1岁开始。喝到什么时候呢？终生喝奶。欧美人高大健康，和他们喝奶喝得多很有关系。

牛奶什么时候喝好呢？睡觉前。特别是对于孩子，他长个子，长个子不在白天而在夜间，夜间入睡1小时后，生长激素开始分泌，4小时后分泌最多，所以睡觉前喝牛奶再加1片维生素C和1片复合维生素B，这样孩子不但身体高、体质好，皮肤更好，而且抵抗力强，不会经常感冒、发烧，很健康，而每天的花费却很少。

很多人说一喝牛奶就拉稀，那怎么办呢？你可以试试喝酸奶。要是不爱喝酸奶怎么办？喝豆浆，可是要喝2袋，因为豆浆里含的钙是牛奶的一半。

调控碳水化合物

碳水化合物是人体主要的，也是最经济的能量来源。

碳水化合物，也就是主食。每个人每日应摄入250～400克碳水化合物，也就是5～8两的主食。这5～8两不是固定的，因个人的劳动量、体重、性别、年龄而异。比如民工，他干活挺重，一天要吃一斤半；有些女士呢，胖胖的，工作量很轻，不用5两，3~4两就够了。

节食能减肥吗？能。调控主食再加上适量运动就可以减轻体重，达到减肥目的。我们治过一个病人，身高1.49米，个子不高，体重却有99公斤，相当胖。用这个办法减肥，头一个月每天只让吃3.5两主食，接下来每天3两主食，结果一年下来，体重减少了33公斤。

蛋白质要适量

蛋白质是构成身体的一个重要成分，可提高机体抵抗疾病的能力。

一个人最好每天进食3~4份高蛋白食物。1份高蛋白食物相当于50克瘦肉或者1个大鸡蛋，或者100克豆腐，或者100克鱼虾，或者100克鸡鸭鹅肉，或者25克黄豆。一天要吃3份。

蛋白质吃得过多不利健康，为什么呢？很多氨基酸从尿里排出，影响肾脏，蛋白过多，消化不良，造成肠道毒素太多。蛋白太少也不行，少林寺的海灯法师60多岁还练"一指禅"，但蛋白营养不良，消瘦，得了帕金森氏综合征，后来静脉点滴氨基酸，治好出院后他辟谷，不吃不喝，最后因营养不良去世。

什么蛋白质最好？鱼类蛋白质好，它有证据确凿的预防动脉硬化作用。吃鱼的地方，例如美国阿拉斯加、我国舟山群岛，居民吃鱼越多，动脉越软，得冠心病、脑血栓的就越少。

植物蛋白以什么最好呢？黄豆蛋白。它不但是健康食品，还有一定程度的降胆固醇作用和防癌作用，对妇女还特别好，能减轻更年期综合征。

果蔬补充维生素

维生素是维持机体健康必需的一种营养素，由于人体不能合成或合成量很少，不能满足机体需要，故还需从食物中摄入。

营养学家建议：每日进食 400 克新鲜蔬菜和 100 克新鲜水果，可以充分补充维生素。

新鲜蔬菜和水果除了可补充维生素、微量元素、纤维素之外，还有一个特殊作用，它在预防结肠癌、乳腺癌、前列腺癌、胃癌方面，在降脂减肥、保持健美身材方面，在防治便秘引起的头痛、失眠、心血管病等突发事件方面，均有不可替代的益处。有研究表明，仅每日进食 500 克蔬菜和水果一项，就可使肿瘤发病率下降 1/3 以上。

健康厨房　阵地要牢

民以食为天，食以安为先。人们只知道吃好的重要性，却常常忽视了厨房中的细小隐患。

看住油瓶子

食用油如果使用不合理，就会给身体带来很多麻烦，一是引起肥胖，二是使血胆固醇增高。这里介绍健康用油的三种方法。

1. 减半使用

指传统的用油量要减半。营养学家建议每人每日的用油量在 25 毫升为宜，但调查表明，城市居民用油量已达 80 毫升／日，因此，可以先减 1/2，不过血脂高的人要减 2/3。

2. 搭配合理

在日常生活中，动物油与植物油的比例应为 1：2。

植物油的搭配也要合理，要含有多不饱和脂肪酸和单不饱和脂肪酸。在平时用油时，应适当搭配一些高端食用油，如橄榄油、核桃油、山茶籽油等，比如每买3斤花生油，就要换着用1斤核桃油。人体的大脑细胞、神经系统发育都需要这种含有大量不饱和脂肪酸的食用油。

3. 低温食用

指做菜时要注意温度，以不超过七成热油温为佳。高温油氧化快，营养会被破坏。氧化后会产生过氧化物和一些致癌物质，过氧化物会影响人体心血管功能。

管好盐勺子

每个人每天食用的食盐不应超过6克。这里说的食盐还得算上调味品、作料、半成品等的含盐量。如果食盐使用量严格控制在6克以下，大多数轻度高血压患者的血压可以降到正常水平，所有的高血压患者在药物控制加上饮食控制后，都能取得很好的效果。

吃盐过量很危险，但一些人的口味又偏重，该怎么办呢？可以试试下面两种办法。

（1）多吃新鲜蔬菜，多用其他调味品。新鲜蔬菜味道鲜美,在烹调的时候尽量少放盐,就能保持蔬菜原有的味道。在煮菜时,不妨多用醋、辣椒、胡椒、桂皮、八角、芥末、紫菜、香油等调味品。这样一来,味道又够,用盐又少。

(2)自己动手,集中放盐。每日在 6 克食盐的范围内,将食盐分别放入各道菜中,结果可能是每道菜的味道都很淡。因此,某道菜把盐放够,其他菜尽量减少盐量或不放盐,这样盐量就控制住了。

五色食品　餐桌必备

现代医学研究证明,五种具有天然颜色的食物对维护人体健康有益。这里所说的"五色"食品,主要是指红、黄、绿、白、黑五种颜色的食物。

红:西红柿或一二两红酒

餐桌上的"红",首先是指一天要吃 1 个西红柿。特别提醒男士,每天吃 1~2 个西红柿,可使前列腺癌的患病几率减少 45%。西红柿做菜熟吃更好,因为西红柿里的番红素是脂溶性的。

如果是健康人,无禁忌症,每日喝点红葡萄

酒，白葡萄酒、绍兴酒、加饭酒、米酒也可以。例如红葡萄酒 50～100 毫升，有助于升高高密度脂蛋白胆固醇及活血化瘀，可减少中老年人动脉粥样硬化。西方 27 个工业化国家流行病学研究表明：冠心病病死率的高低，与葡萄酒的消费成反比。法国人有饮葡萄酒的习惯，其冠心病患者人数仅为美国的 1/3。

一个人如果情绪低落，那么吃点儿红辣椒就可以改善情绪，减轻焦虑，因为红辣椒可以刺激体内释放出内啡肽。

黄：黄色蔬菜瓜果

餐桌上的"黄"是指黄色蔬菜瓜果，例如：胡萝卜、红薯、南瓜、玉米等，其营养素多，内含丰富的类胡萝卜素，能在体内转化成维生素 A。

补充维生素 A，可以使儿童、成人提高免疫能力，增强抵抗力；使老人视力改善，对视网膜好；减少感染和肿瘤发病的机会。维生素 A 在什么地方多呢？最多的是胡萝卜、西瓜、红薯、老玉米、南瓜、红辣椒，或者干脆说是由红黄色的蔬菜在体内转化成。

绿：绿茶和绿色蔬菜

餐桌上的"绿"是指绿茶和绿色蔬菜。

据测定，茶叶中的化学成分达300多种，包括生物碱、维生素、氨基酸、茶多酚、矿物质、脂多糖等。这些成分有的防病治病，有的营养保健，有的兼而有之。

茶叶中最重要的生理活性物质是生物碱，主要有3种：咖啡因约 $1\%\sim5\%$，茶碱 0.05% 左右，可可碱 0.002% 左右。其中咖啡因的作用最关键。咖啡因对人的神经系统有广泛的兴奋作用。对酒精、安眠药、吗啡等引起的轻度中枢抑制，饮用浓茶是有效对抗疗法。

茶叶中还含有10余种水溶性和脂溶性维生素。每100克茶叶中含维生素C为 $100\sim500$ 毫克，绿茶的含量比红茶高。维生素C能帮助胆固醇转变为胆汁酸，既有助于降胆固醇又有助于防止胆结石形成。维生素C又是解毒、防辐射、防重金属伤害、防疲劳和感染的能手，并能抑制最终致癌物的形成，促进抗癌细胞增殖。

茶叶中还含有 $20\%\sim30\%$ 的茶多酚类化合物，能促进脂类化合物从粪便中排出，降低血胆固醇，有助于减肥和防治动脉粥样硬化，而喝咖啡能促进动脉粥样硬化。另外，茶叶中还有2％～5％的氨基酸，有些是人体自身不能合成的，有很重要的生理功能。茶叶中还有40余种矿物质元素，比如锌，对青少年的体格发育、智力发育和成人的性腺机能都有重要作用。

白：燕麦粉和燕麦片

餐桌上的"白"是指燕麦粉、燕麦片。

燕麦是粗粮的代表。经动物试验、人体志愿者试验和流行病学研究，均表明燕麦有恒定、良好的降血脂作用。燕麦粥不但降胆固醇，降甘油三酯，还对糖尿病、减肥特别好。特别是燕麦通大便，很多老年人就因大便干燥而造成脑血管意外。

黑：黑木耳

餐桌上的"黑"是指黑木耳。

黑木耳可以降低血黏度，可使血液变稀，不容易得脑血栓，也不容易得冠心病。

现在很多老年人得血管性痴呆症，主要是由于很多细小的毛细血管被堵塞了，而不是一根大的血管堵塞。大的血管突然堵塞，半身不遂，破了就脑出血；细小的毛细血管慢慢地堵塞，最后脑子不行了，傻了，记忆没有了。这种情况大多数是因为血黏度太高造成的。可以一天吃 5～10 克黑木耳，相当于 1 斤黑木耳要吃 50～100 天。每天吃一次，做汤做菜都可以。

天天饮食　心里有数

每天饮食情况，我们要做到心里有数，并适度控制，这样才能打造一个健康身体。

温总理的十二字饮食法

温总理到基层视察的时候，对饭菜质量的要求很简单："清清淡淡，汤汤水水，热热乎乎。"

"清清淡淡"就是要少油少盐。21 世纪，中国的肥胖人群剧增，高血压发病率逐年增高。在诱发肥胖和高血压的危险因素中，油盐摄入过量是重要的膳食因素。除食盐外，还应少吃酱油、咸菜、味精等高钠食品及含钠的加工食品等。

"汤汤水水"是说应当降低食物的能量密度。

水分大的食物能量密度比较低，如蔬菜含有90％以上的水，水果的水分含量也接近90％。米粥中含水超过90％，米饭是70％左右，而馒头是55％左右。显然，喝些"汤汤水水"的粥，要比全部吃馒头、米饭所获得的能量少。

此外，用餐之前和用餐中补充一些水分，还有利于让吞咽后的食物吸水膨胀，可以增强饱腹感，从而抑制摄食中枢，降低人的食欲，有效预防肥胖。

"热热乎乎"是指温度适中，使肠胃感觉舒适。中国自古以来就提倡老人的食物要温热一些，使肠胃感觉舒适。食用过烫的食物会损害消化道，而过凉的食物同样也会妨碍消化。

一天三四五顿

"三四五顿"是指每天吃饭的次数，即在总量控制下，少食多餐。少食多餐可以有效预防糖尿病、高血脂。在每日摄取量不变的情况下，早、中餐比例大，晚餐比例小，有利于降血脂、减体重。少食多餐可使血糖波动幅度及胰岛素分泌幅度变化趋缓。对于超重者，应当早餐占40％，午餐占

40％，晚餐占 20％，也就是早饭淡而早，午饭厚而饱，晚饭须要少，有助于降血脂和减肥。

每餐七八分饱

吃饭七八分饱是最好的习惯。怎么知道是七八分饱了呢？这里有两个标准：体重和腰带。第一个是体重，大家都明白了；第二个是腰带，为什么呢？裤腰带越长，表明肚子越大，肚子越大表示脂肪越多，脂肪越多表示动脉硬化越快，心肌梗死、脑出血越多。英国有句谚语：腰带越长，寿命越短；心跳越快，死得越快。因为腰带越长，表示你超重了，交感神经过度兴奋，就像一辆卡车，这个卡车可以装 3 吨，现在装上 2.5 吨，中等速度开，可以开 10 年，要是装 5 吨，高速度开，一年两年就报废了，人也是一样。

那么腰带应该多长呢？男士为二尺六（约 87 厘米），不超过二尺八（约 93 厘米）；女士为二尺四（约 79 厘米），不超过二尺六（约 87 厘米）。

三分饥寒身体安

现在人们的物质生活水平提高了，钱多了，鸡鸭鱼肉都成了孩子们的家常便饭。但是，毕竟孩子们不懂，什么好吃吃什么，不会节制，结果因为不注意饮食，一个个得了"肥胖症"。这不怪孩子，完全是我们家长的责任。家长应该督促孩子，一定要改变膳食结构，多吃蔬菜、水果、杂粮类的食物，肉类蛋白质一定要适当吃，油炸食品更要少吃。

家长还要控制孩子的食量。现在日本人让中小学生下雪天穿着小裤衩在雪地里走，定期有意不让吃饱，适当地冻他、饿他之后，这些孩子的抵抗力、生命机能都极大地增强，人也变得聪明了。凡是一个孩子不知道什么叫饿，只是饱食终日，他就不会聪明。

合理搭配　适可而止

一般来说，一日三餐的主食和副食应该粗细搭配，动物食品和植物食品要有一定的比例。食用时，还要因人而异，要适可而止。

粗细甜咸巧搭配

粗细搭配大有益。只有粗细搭配，才能维持全面均衡的营养。一周吃三四次粗粮，棒子面、老玉米、红薯这些粗粮搭配细粮营养最合适，有明显的蛋白质互补作用，能提高蛋白质利用率，还有维生素、微量元素、纤维素的互补效益。

不甜不咸正适宜。吃过多甜食对健康不利。据我国 10 个南北城市人群 9 年的前瞻性研究，每日平均多吃 50 克肉、蛋或糕点，则血胆固醇分别平均升高 9 毫克/分升、31 毫克/分升和 22 毫克/分升。可见蛋类对胆固醇影响最大，糕点次之，肉类最小。

荤素兼顾重平衡

人体处理动物脂肪的能力是有一定限度的，如果长期大量进食肉类食物，胆固醇就会在体内堆积，并沉积在血管壁上，造成动脉粥样硬化，轻者会出现心绞痛，重者则导致心肌梗死或突发性心脏病。

素食含热量低，蛋白质与脂肪严重不足，长期以素食为主容易引起营养不良，单纯素食还容易引起微量元素和维生素缺乏症。

因此，正确的饮食不是扬素弃荤或扬荤弃素，而是荤素兼顾的平衡饮食。

补益正气增强免疫力

体质虚弱的人容易患感冒。这是因为人体免疫力的不同。免疫力低的人平常要多选择一些补益正气的食物，这样能增强免疫力、减少疾病。

（1）酸奶。酸奶是牛奶经过发酵，却比牛奶更容易被人体吸收，同时兼顾了改善肠道环境的职责。

（2）菇类。菇类中的多糖类物质有防癌的功效，而且菇类含有丰富的维生素 B，能调节神经系统的功能，同时还能预防和改善高血压、动脉硬化等心脑血管疾病。

（3）黄绿色的蔬菜。它们富含纤维素，可以防治便秘，清洁肠道，为营养物质的吸收提供了良好的环境；含有低聚糖，可以帮助肠道里的益生菌生长，为身体构建了一道免疫防线。

适可而止学会吃

在饮食方面，人们要牢记两句话。

第一句话是什么都吃。你想吃什么吃什么，爱吃什么吃什么，因为饮食是一种文化，也是一种享受。什么都吃，什么营养都有，因为营养是互补的，世界上没有任何一种食物能满足人的各种需要，所以，什么都吃营养才能齐全。

但是，第二句话可别忘了——"适可而止"。有些东西可以尝尝味道，吃一口，或偶尔吃一次。你若天天顿顿都吃东坡肘子可不行啊，要适可而止。

饮食细节　牢记心间

人一天三顿都要吃饭，但是有谁会留意饮食的细节问题呢？现在我只不过是讲出这些细节，关键还在于大家熟悉后能否落实在行动上。

早餐有禁忌

早餐是一天中比较重要的一餐。

人在夜间睡眠的时候，身体处于完全放松的状态，神经反射处于抑制状态。因此，清晨起床后人体需要一个适应过程，活动开始要慢，再逐渐加快。一般来说，早晨起床，穿衣，刷牙，洗脸，上厕所，吃早餐；有的人还看看早间新闻。有健康意识的人，最好再进行一定的运动，如散步、慢跑、做体操、打太极拳等。

但是，人从夜晚睡觉到第二天早晨进食之前这段时间，胃内没有食物填充。如果在短时间内进食，这时胃的消化能力还没恢复，食物往往不能被完全消化，从而影响营养的吸收，不利于人体的健康。因此，早餐的时间不宜过早，也不应过快。高血压患者的早餐更不能草草吃完，以免增加身体的应激反应，使血压下降。

饮食不当易生癌

癌症的产生与饮食和生活习惯有着很大关系。欧洲曾进行过一项调查，发现吃水果和蔬菜少的人，肠癌的发病率高；吃米饭、谷物和其他富含高纤维的食物，则可以将患此类癌症的风险降低40％。罐头、香肠吃多了，容易患结肠癌，经常吃鱼可以保护大家不得这类疾病。

胃癌和食道癌与食物关系极为密切。比如，常吃高脂肪、高热量和高盐的食物以及烟熏肉容易导致胃癌，而经常吃蔬菜、水果、高纤维食物以及维生素 B_6、铁、锌含量高的食物可以降低胃癌发病风险。如果喜欢吃含有亚硝胺的食物，如酸菜、腌制食品，比较容易患食道癌。

保证不吸烟、均衡饮食，大部分癌症是可以预防的。

铁锅补铁不是法

中国人普遍比较贫血，尤其是缺铁性贫血。虽然我国民间使用铁锅、铁铲烹调的饮食习惯可以增加人体铁的摄入量，有益于预防缺铁性贫血，但是铁的溶出量不易控制，如果摄入量过多，就会造成铁元素沉积在肝脏等实质器官。久而久之，沉积量超过人体所能耐受的负荷量，就会造成铁中毒。另外，铁锅中的铁，人体吸收率较差。

因此，要想补充铁元素，还是应该多吃富含铁的食物，例如：各种动物瘦肉、动物肝脏、动物血、蛋黄等动物性食物，黑木耳、海带、芹菜、韭菜、菠菜等植物性食物。其中，动物血是补充铁元素既经济安全，又营养丰富的食品。

狼吞虎咽伤肠胃

吃得慌，咽得忙，伤了胃口害了肠。没有经过咀嚼的食物，还没来得及被唾液浸透就已经进到了胃里，而此时，胃根本来不及分泌足够的胃液来消化食物。为了消化这些食物，胃不得不分泌出比一般情况下多得多的含有盐酸和酶的消化液。如果日复一日这样工作，胃就会因胃酸过多而得胃炎，之后还有可能得胃溃疡。

所以，如果不想得胃炎和胃溃疡等疾病，就要勤动上下颌，把食物在嘴里多嚼几下，吞咽不能太快。如果一口饭能嚼50下，嚼到没东西可吞咽的地步，胃肠道疾病就不会光顾你。

细细咀嚼不仅对消化有好处，而且有减肥的功效。口腔神经具有某种负反馈作用，当我们细嚼慢咽时，这一神经就有时间向大脑反馈已吃饱的信息，让我们停止进食。而吞咽太快，不让食物充分刺激口腔的感觉神经，"饥饿"的中枢神经就得不到相应抑制，大脑就得不到已吃饱的信息，即使吃了很多还不感觉饱，不得不继续吃下去，久而久之，人就胖了。

不当餐桌清洁员

在中国的大多数家庭中，丈夫是天，孩子是宝，大多数当妻子、做母亲的都是将好吃的和有营养的留给丈夫和孩子，自己只是将丈夫和孩子吃剩的填进肚子，成了餐桌上的"清洁员"。

可如此下去，会对身体造成极大的危害，特别是对心脏的危害。你不断将餐桌上吃不完的菜汁剩饭倒进自己的胃里，"宁愿撑着人，也别占着盆"。久而久之，你的胆固醇、血脂就会越来越高，血管残余物越积越厚，血管越变越窄，有一天堵住了，心脏得不到足够的血液，心脏病也就发作了。

喝汤五忌

喝汤是每个人的习惯，似乎没有什么学问，但现实中也存在着不少误区。

1. 喝汤不吃渣

有人做过检验，用鱼肉、鸡肉、牛肉等含高蛋白质原料的不同食品煮 6 小时后，看上去汤已很浓，但蛋白质的溶出率只有 6%～15%，还有 85% 以上的蛋白质仍留在"渣"中。其实经过长时间烧煮的汤，其"渣"口感虽不是最好，但其中的肽类、氨基酸更利于人体的消化吸收。因此，除了吃流质的人以外，应提倡将汤与"渣"一起吃下去。

2. 爱喝"独味汤"

每种食品所含的营养素都是不全面的，即使是鲜味极佳的富含氨基酸的"浓汤"，仍会缺少若干人体不能自行合成的"必需氨基酸"、多种矿物质和维生素。因此，提倡用几种动物性与植物性食品混合煮汤，这样不但可使鲜味互相叠加，也使营养更全面。

3. 喝太烫的汤

有的人喜欢喝滚烫的汤，其实人的口腔、食道、胃黏膜最高只能忍受60℃的温度，超过此温度则会造成黏膜烫伤。虽然人体表面烫伤后有自行修复的功能，但反复损伤极易导致上消化道黏膜恶变，经过调查，喜喝烫食者食道癌高发。

4. 饭后才喝汤

这是一种有损健康的吃法。因为最后喝下的汤会把原本已被消化液混合得很好的食糜稀释，影响食物的消化吸收。正确的吃法是饭前先喝几口汤，将口腔、食道润滑一下，以减少干硬食品对消化道黏膜的不良刺激，并促进消化液分泌，起到开胃的作用。饭中适量喝汤也有利于食物与消化液的搅拌混合。

5. 汤水泡米饭

汤与饭混在一起吃，食物在口腔中没有被嚼烂，就与汤一道进到胃里。这不仅使人"食不知味"，而且舌头上的味觉神经没有得到充分刺激，胃和胰脏产生的消化液不多，并且还被汤冲淡，吃下去的食物不能得到很好的消化吸收，时间长了，便会导致胃病。

吃对食物　自有益处

每种食物有各自的功效，不同人食用会有不同效果，如果吃对了就会对身体大有益处。希望大家有针对性地选择食物，让身体从食物中真正受益。

养心长寿多吃谷

谷类食物有助于促进身体健康。许多研究均发现，谷类食物的摄入与心脏病的发病几率有关，增加谷类食物的摄入能使心脏病的发病几率平均降低26％。哈佛大学对 75571 名女性进行的研究也得出了类似的结果，吃谷类食物最多的女性患卒中的几率降低了31％。哈佛大学的另一项研究发现，每天食用大量谷类食物使糖尿病发生的风险降低了38％。

（1）玉米。含有丰富的钙、镁、硒等矿物质以及卵磷脂、亚油酸、维生素E，具有降低血清总胆固醇的作用。常吃玉米的人不容易发生高血压和动脉硬化，如中美洲印第安人中几乎没有高血压、高脂血症、冠心病，主要得益于他们常以玉米为主食。

（2）小米。富含维生素B、维生素E等营养素，营养丰富，能清热利尿，有益于高血压患者。

（3）燕麦。含极其丰富的亚油酸，占全部不饱和脂肪酸的35％～52％。维生素E的含量也很丰富，而且还含有皂甙素，可以降低血浆胆固醇的浓度。

（4）苡仁。健脾利尿，降血脂，降胆固醇，还有镇静作用，可以改善高血压患者头昏、失眠的症状。

养生保健常吃豆

豆类食品的营养价值非常高。据调查，如每天坚持食用豆类食品，只要坚持2周的时间，人体便可以减少脂肪含量，增加免疫力，降低患病的几率。

（1）大豆。大豆含有丰富的不饱和脂肪酸、维生素E和卵磷脂，三者均可降低血液中的总胆固醇、低密度脂蛋白及甘油三酯水平，而不影响高密度脂蛋白胆固醇水平。尤其重要的是，大豆及其制品中还含有大量的皂苷（如豆浆煮涨时液面上浮起的那层泡沫状物质），这种物质不仅能有效地降低血脂，还具有减轻和预防动脉硬化的作用。

（2）绿豆。具有清热解毒、止渴祛暑、利水清肿、降压明目的功效。现代研究表明，绿豆是高钾低钠食品，K因子（钾/钠比值）高达200以上，能降低血压和维持血压的稳定。

（3）豌豆。具有和中下气、利水消肿的功效。现代食疗专家赞誉豌豆为"优质降压食品"，有人称豌豆是"降压佳豆"。豌豆（包括鲜品、干品）所含的胡萝卜素、维生素E以及维生素C等成分的量都较高，这对保护血管的正常生理功能具有重要意义。因此，患有高血压病或有血压升高，出现头痛、心烦、脉弦的人，经常服用以豌豆及其制品烹饪制作的菜肴、汤羹，是大有裨益的。

（4）黑豆、青豆、蚕豆、扁豆。各种豆类是人体蛋白质的良好来源，也是防治高血压病的健康食品，但直接吃大豆不易消化，而且会引起腹胀。

（5）豆浆、豆腐、豆腐干、豆腐皮、腐竹。这些大豆制品的营养价值极高，含有丰富的蛋白质和脂肪，它们所含的不饱和脂肪酸易被吸收，并可与体内胆固醇结合转变为液态，随尿排出，从而降低体内胆固醇的含量，为高血压病、动脉粥样硬化患者的健康食品。

中年人应吃对食物

中年人多吃下列食物对身体大有益处。

大豆：可以降低血液中胆固醇的含量。

生姜：具有明显的降血脂和降胆固醇的作用。

大蒜：可消除积存在血管中的脂肪，具有明显的降脂作用。

洋葱：在降低血脂、防止动脉粥样硬化和预防心肌梗死方面有良好的作用。

木耳：能降低血液中的胆固醇，可减肥和抗癌。

红薯：可供给人体大量的胶原和黏多糖类物质，保持动脉血管的弹性。

山楂：具有加强和调节心肌、增大心脏收缩幅度及冠状动脉血流量的作用，还能降低血清中的胆固醇。

海鱼：有降血脂的功效。临床研究表明，多食鱼者其血浆脂质降低。鱼肉有预防动脉硬化及冠心病的作用。

蜜橘：可以提高肝脏的解毒能力，加速胆固醇的转化，降低血清胆固醇的含量。

老年人要适量饮食

随着年龄的增长，人的基础代谢水平逐渐下降，过量饮食很容易增加心脏负担。因此要特别注意适量饮食，尤其要注意对富含脂肪食物的摄入，这有利于避免高血脂等心血管疾病。适量饮食还得注意营养的搭配。

第一是多吃粗粮，以保证膳食纤维的供给。

第二是多吃鱼肉、豆制品，以保证蛋白质的及时补充。切不要误认为老年人补充蛋白质越少越好，素食习惯对健康是不利的。

第三是饭菜要咸淡适中。过咸容易引发高血压、心脏病，过甜会引发糖尿病，都不利于健康。

第四是进补要适当。现在市面上有各种各样的补品，适当地服用有助于补充身体所需，但过量补充就会适得其反。记住睡前切忌吃补品，否则会增加血液黏度，高血压、高血脂、脑卒中这类心血管疾病就要找上门来了。

第五是科学吃水果。首先不要一次吃太多，可采用"少食多餐"的办法，否则会加重胃肠负担。其次是要根据自己的身体状况选择合适的水果。比如，便秘的老人可以多吃桃子、香蕉、橘子；心脏病的老人不宜吃西瓜、椰子等水量较多的水果；糖尿病的老人不适合吃梨、苹果、香蕉等含糖多的水果。

维持女人健康的五种食品

女人维持健康不妨多吃下面这五种食品。

（1）番木瓜。番木瓜是人体补充维生素 C 的最佳来源，维生素 C 的含量是橙子的两倍。而维生素 C 可以抵御各种急慢性疾病。

（2）亚麻子。科学家认为，亚麻子富含一种类雌激素的化合物，能帮助妇女有效地预防乳腺癌。乳腺癌协会的专家称，在患乳腺癌妇女的食物中加上亚麻子，能明显减缓肿瘤的增长。

（3）豆类。在豆类里起化学反应的黄酮素与雌激素的结构相近，每天摄入50～76毫克的黄酮素能减轻更年期潮热反应，而一小杯豆浆就含有25～35毫克的黄酮素。所以，豆类对妇女顺利度过更年期大为有益。

（4）牛肉。女人一生中有很长的月经期，这使得她们比男人更容易贫血。而血液中含铁量低，会引起严重的疲劳。如果想获得足够的铁，吃牛肉是一种好办法。100克生牛肉中至少有3毫克铁，另外牛肉的脂肪含量低，既增加能量又控制体重。对女性来说，牛肉是一种绝佳的能量补充剂。

（5）甘蓝叶。甘蓝叶能帮助人们远离骨质疏松症。骨质疏松症是老年妇女容易患上的一种疾病。食用甘蓝叶，除了能从中摄取到大量的钙、维生素 D 以外，还能摄取维生素 K。食品营养学家表示，维生素 K 对骨头有很强的保护作用。

第 2 章

运动利健康　方式因人异

- 与每周步行少于 1 小时的老人相比，每周步行 4 小时以上者，其心血管病住院率减少 69%，病死率减少 73%。

- 在清晨这个时间段，心脑血管的发病率最高，比其他的时间段要高出 50%，所以有些外国专家把清晨叫做"魔鬼时间"。

- 如果有心血管疾病，如高血压、冠心病、心绞痛、心功能不全，冬天则宜选在下午 4～6 点活动，或在上午 10 点以后外出，尽量不要凌晨冬练。

生命不息　运动不止

世界卫生组织多次强调运动对身体健康的重要性，并呼吁人们重视运动健身，同时建议人们利用一切机会进行运动，例如放弃乘电梯改为走楼梯、多走路少乘车、少看电视多从事体育活动等。

生命在于运动

生命在于运动——这是一个永不过时的口号。坚持锻炼有利于健康，它可使您的血液变得"富有"，血管富有弹性，肺活量增加，心肌更加强壮，心率降低，骨骼密度增强，血压降低；还可以控制体重，使形体更趋健美，预防肥胖；还能提高机体工作能力和耐力，激发和增强机体免疫力，改善不良情绪等等。

更为重要的是，积极运动的人，外表和身体机能都处于良好状态，性格开朗，对生活充满信心。18世纪一位法国医生讲过："运动可以代替药物，但没有一样药物可以代替运动。"怀特博士还曾指出："运动是最好的安定剂。"因此，我们一定要做到适量运动，并持之以恒。

人闲易生病

生活中有些人贪图安逸，凡事得过且过。其实这眼前的安逸埋藏着病根，对健康有害无利。

从心理上看，懒散的人在事业中逃避风险，凡事追求四平八稳，用习惯性思维处理日常事务。这会钝化人的锐气，使人目光短浅、胸无大志。天长日久，大脑功能就会逐渐退化，思维变得迟钝，判断分析能力下降，反应速度降低，人就变得怕烦喜静，懒散健忘，寂寞无聊，无事生非，还极易产生烦躁、忧愁、痛苦等不良情绪，这样的情绪又诱发疾病的产生。

从行为上看，懒散的人遇事就躲，生活中追求舒适安逸，工作中追求轻松简单，机体缺乏锻炼，大脑活动较少，体能消耗相对减少，热量的摄入大于消耗，收支失去平衡，极易造成肥胖，肥胖又引发高血压、糖尿病、心脏病等慢性非传染性疾病，严重危害身体健康。

从病理上看，人体就像一架灵敏度极高的复杂机器，要想不让机器生锈，就得不断运转。要不断运转，就得有任务。一个精力充沛、勤奋肯干的人要是突然无事可做，会因为无所事事而变得懒懒散散，精神萎靡不振，以后遇到曾经做过的事，再做起来也会觉得生疏。医学上把这种现象称为"病态惰性"。人一旦为惰性所左右，机能便会在不知不觉中衰退，免疫力就会下降。

现代科学研究证明，勤于用脑的人，大脑便能不断释放出内啡肽等特殊生化物质，脑内的核糖核酸含量也比很少思考的同龄人平均高出 10%～20%。相反，不爱动脑的人，脑内核糖核酸含量水平就会大大降低。

惰性往往使人越闲越懒，越养越懒，进而百病缠身，形成恶性循环。大家不妨从现在开始，赶快进行运动锻炼吧！

运动方式　多种多样

运动的形式多种多样，人们要根据自身的身体条件、经济条件等，来选择适合自己的运动。

最好的运动

经过大量的科学研究，1992 年，世界卫生组织指出：步行是世界上最好的运动。因为人类花了600 万年，从猿到人，整个人的身体结构是步行进化的结果，所以人体的解剖和生理结构最适合步行。而且，步行运动简单易行，还不用花钱。

20 世纪 20 年代初，美国心脏学会奠基人、著名的心脏病学家、几任美国总统的保健医生——怀特博士创造性地将步行锻炼作为心脏病人和心肌梗死后康复治疗的方法，并取得良好效果。他建议健康成人应每日步行锻炼，并作为一种规律性的终生运动方式。

通过对 1645 名 65 岁以上老人的 4 年的前瞻性研究发现：与每周步行少于 1 小时的老人相比，每周步行 4 小时以上者，其心血管病住院率减少69％，病死率减少 73％。步行应成为中老年人良好的保健运动，是心血管病有效的预防措施。

怎么步行最好呢？三个字：三、五、七。通常掌握这三个字的运动是安全的。

"三"指最好每天步行约 3 公里，时间在 30 分钟以上。

"五"指每周运动5次左右，有规律的健身运动才能有好的效果。

"七"指运动的适量。那么，什么叫适量呢？就是有氧运动强度以"运动后心率＋年龄＝170左右"为宜。这相当于一般人中等强度的运动。比如说我50岁，运动后心率达到120次/分钟，50＋120＝170。如果身体素质好，有运动基础，可以多一些，例如可达190左右；身体差可以少一些，年龄加心率达到150左右即可。总之，步行运动要量力而行，否则会产生无氧代谢，导致不良影响或意外。

在此提醒一下老年朋友，进行步行、游泳等有氧运动时一定不能空腹运动，否则不仅会增加心脏负担，而且极易引发心律不齐，导致猝死。

最省钱的运动

美国老年协会对太极拳做了研究，分两组老人，一组练健身房的器械，天天练肌肉；另外一组一分钱不花，练太极拳。结果练下来一对比，练拳的这组，平衡功能好，脑子反应快，走路不摔跤，骨折减少50％。最后美国人得出一个结论，非常佩服中国人的智慧，不花一分钱的太极拳比现代化的健身器械效果好得多。

还有气功。大量的科学研究已充分证实，气功（不包括属于伪科学的所谓"能发外力治病"的各种功能）可以调节大脑皮层高级神经活动，使神经稳定，血压、心律、新陈代谢、白细胞吞噬功能得到良性变化，和太极拳有异曲同工之妙。

忙里偷闲"懒人操"

公务缠身、上班忙碌的人，不妨偷闲做做这些随时随做、随做随停、收放自如的"懒人操"。

1. 早上醒来时，懒人伸腰

动作：把枕头垫在背后，两手向后伸直并伸展身体。

说明：这个动作会使膈肌活动加强，引发身体大部分肌肉收缩，从而达到加速血液循环、清醒头脑的目的。

2. 穿衣时，背手扩胸

动作：双手在背后相握，伸直手的同时挺胸，这就是背手扩胸运动。

说明：这个动作起到扩胸、柔软背部的作用。

这对女性防止乳房下垂有特效。

3. 如厕时，叩叩牙齿

动作：牙齿上下叩击。

说明：如厕时做做叩齿运动，可使牙周膜内血管扩张，改善局部血液循环，从而固定牙床，减少患牙疾的可能。同时，叩齿使口腔唾液分泌增多，有助消化。

4. 刷牙时，提肛运动

动作：每天早晚刷牙时坚持做提肛运动。具体方法是，吸气时提肛，收腹像忍大便的感觉，呼气时缓慢放松肛门，连做 20～30 次。

说明：中医认为，提肛运动可使中气升提，脏腑强壮，并可调节气血阴阳。提肛除预防便秘、痔疮外，对改善内脏下垂、胃肠功能紊乱均有疗效。

5. 出家门时，屈膝下蹲

动作：不要坐在凳子上，而应屈膝，蹲下身体穿鞋系带。

说明：这个动作不仅可以增强腿部力量，而且还能增强心脏活力，改善体位变化而引起的头晕症状。

6. 办公闲暇时，拍打身体

动作：拍打身体的各个部位。

说明：拍打是一种很好的自我按摩，可以振动身体内部的经络和器官，使之放松而避免由于肢体僵硬和麻木造成的颈椎和腰椎病。

7. 看电视时，转动眼球

动作：电视播广告时，抓紧时间转动眼球3～10分钟。

说明：白天盯着电脑工作，晚上盯着电视机，导致眼睛一直得不到休息。所以，不妨趁广告时间转动一下眼球，这样既可松弛眼肌，又可缓解疲劳。

早起运动十个"一"

早晨起来，若先闭目养神，然后在床上慢慢做10分钟保健运动，每天都能让你感到精力充沛、精神焕发。大家不妨试试。

1. 伸屈四肢一分钟

做法：躺在床上，伸展四肢，做屈伸运动一分钟。动作不宜过快。

功效：伸屈运动可使血液迅速回流到全身，供给心脑系统足够的氧和血液，能够预防急慢性心、脑血管疾病，提高四肢大小关节的灵活性。

2. 手指梳头一分钟

做法：用手指由前额至后脑勺，依次梳理。

功效：能增加脑部血流量，可预防脑部血管疾病，且使头发乌黑有光泽。

3. 轻揉耳轮一分钟

做法：用手指轻揉左右耳轮，至发热舒适。

功效：可使经络疏通，尤其对耳鸣、目眩等症有防治的功效。

4. 转动眼睛一分钟

做法：眼球先顺时针运转半分钟，再逆时针运转半分钟。

功效：可锻炼眼肌，提神醒目。

5. 拇指揉鼻一分钟

做法：先用双手食指侧面同时在鼻翼两边上下擦3～6次，再用任意一手的拇指、食指提拿住鼻翼两侧，并沿鼻翼两侧向上，提拿到两眉之间（鼻根处）10次。要求力度柔和，速度适中。

功效：可促进鼻黏膜的血液循环，增强机体的抗病能力。

6. 运动齿舌一分钟

做法：轻叩牙齿和卷舌。

功效：轻叩牙齿可使牙根和牙龈活血并健齿，卷舌可使舌头活动自如且增强其灵敏度。

7. 轻摩肚脐一分钟

做法：双手掌心交替轻摩肚脐。

功效：肚脐上下是神厥、关元、气海、丹田、中脘等各穴位所在之处，尤其是按摩神厥穴（肚脐），能预防和治疗中风，也有提神补气的功效。

8. 收腹提肛一分钟

做法：反复收缩，使肛门上提。

功效：可增强肛门括约肌收缩力，促进血液循环，预防痔疮。

9. 蹬摩脚心一分钟

做法：仰卧以双足根交替蹬摩脚心，使脚心感到温热。

功效：可促进全身血液循环，有活经络、健脾胃的功效。

10. 左右翻身一分钟

做法：在床上轻轻翻身，先向左，再向右，然后返回重复。

功效：可活动脊柱、关节和腰部肌肉。

科学锻炼　远离误区

运动健身已是常识，但是如果不了解常见的运动误区，不仅达不到健身效果，相反还会伤害身体。相信大家读了下面的内容，能够走出运动误区，科学锻炼身体。

科学运动半小时

科学运动"半小时"是指：每天早上起来活动半小时；中午睡上半小时；晚上步行半小时。

每天早上起来运动半小时，打打太极拳，跑跑步，或者别的运动，但要因人而异，运动适量。

中午睡上半小时，这是人体生物钟的需要。中午睡上半小时，下午上班，精力特别充沛。午睡很重要，只要每天坚持午睡半小时，冠心病的病死率就会减少30％。因为午睡这段时间，血压处于一天中的低谷，心脏也因而得到保护。

晚上步行半小时，通过运动可使晚上睡得香，减少心肌梗死、高血压的发病率。

警惕清晨"魔鬼时间"

研究发现，在清晨这个时间段，心脑血管的发病率最高，比其他的时间段要高出50%，所以有些外国专家把清晨叫做"魔鬼时间"。

发病高峰在清晨，这是人体的生物钟节律。人体的生理心理变化跟自然界的日出日落、白天黑夜有关系。每当旭日初升的时候，人体交感神经兴奋性就开始升高，交感神经一兴奋，心跳加快，血压上升，心肌耗氧量就增多。

一天当中，血压一般在上午10～11点左右达到高峰；中午12点吃饭后休息一会儿，血压就下来了；到晚上6～8点回家，又是一个小高峰；在夜里10～12点以后，血压再次下降，凌晨2点时处在最低。人的整体功能最佳状态都是下午，在3～5点时最活跃，所以国外很多重要会议都在下午开。

此外，我们一夜没有喝水了，但是夜间呼吸、出汗和泌尿也在丢失水分，一夜8小时大约失水600～700毫升，因而血液黏度在夜里越来越高，在天亮的时候达到了最高值。因此早上醒来的第一件事，应当是喝一杯凉开水，空腹时水10分钟就被吸收了，血黏度随之下降。总之，人体的生物节律在每天、每周、每年的不同时段都有一定的周期性波动，与健康有很大关系，这是一种自然进化的天人相应现象。

冬季锻炼要当心

在冬天的晨练中应注意以下几点：

1. 季节适应

深秋初冬，天气乍寒，尤其是大风过境，寒流降温时，一些人对寒冷的"应激反应"强烈，表现为交感神经兴奋，血压升高，心率加快，皮肤微小血管收缩，容易造成心血管意外。一般经过4～6周后，进入真正的冬天，机体适应了低温，反倒相对安全些，这就是"冷习服"过程。

2. 温度与风力

据北京市74万人心血管病10年监测结果显示，北京市的急性心肌梗死与脑卒中都是与平均温度呈典型性逆向相关，即平均温度越低，则急性心肌梗死与脑卒中发病率越高。研究表明：当从室内走到室外，受0℃以下的冷空气直吹面部，可立即引起冠状动脉痉挛和血压升高，造成心绞痛发作。因此除做好戴帽、围巾、手套等保暖防护外，过冷的天气，患心脑血管病的人不宜外出。另外，风力可加大低温的致冷效应，也应同时考虑。

3. 生物钟节律

按生物钟现象，人体在下午4～6点，心血管功能处于最佳状态，其次为上午10点以后，最差是凌晨6～9点。因此，如果有心血管疾病，如高血压、冠心病、心绞痛、心功能不全，则宜选在下午4～6点活动，或在上午10点以后外出，尽量不要凌晨冬练。

4. 运动量

冷天本已使机体耗氧量增多，凌晨又是危险时刻。因此这时候的运动量要相应减少，不然容易使有氧运动变成无氧运动，结果适得其反。

5. 饮食调养

提高机体防寒能力的饮食原则是高蛋白、高热量及充足的水分。蛋白质有一种特殊的热动力作用，使机体不怕冷。充足的水分能保证机体有良好周围循环，不易冻伤。

运动"三有""三不为"

"三有"是指有恒、有序、有度。"有恒"是运动要持之以恒，这种坚持不仅是对毅力的培养。事实上，运动有个"生理效应的时间窗"，大约在48～72小时左右。在这个时间范围内，坚持运动，健身效果就会累计叠加。反之，间断下来，健身效果又要从零开始，自然会打折扣。"有序"是指运动要循序渐进。一开始就选择大量的运动，心脏骤然加快跳动，血压上升等，可能引起危险。"有度"是指每次运动要适度。有些人锻炼，不管当时的身体状况如何，往往强迫自己必须达到某个标准。其实，心跳、血压、承受耐力的程度……人的生理指标每天每刻都在变化，锻炼也要随之而变。今天身体状态好，就走一万步，状态不佳，走五千步也行，只要身体不感到特别累，微微出汗就可。

"三不为"是指不攀比、不争强、不过量。运动不是为了争强好胜，不是为了攀比。每个人得根据自己的情况适量运动，这样才能强身健体，才能保持平和自然的心态，才能真正融入其中，才能享受独到的乐趣。

出汗不迎风

出汗不迎风。因为运动出汗后迎面吹风易伤风感冒。

可是很多人锻炼出了一身汗的时候，常常站在有风的地方休息，或者干脆对着电风扇、空调猛吹一通，这样确实不感到热了，可是随之而来的是伤风感冒。因此锻炼流汗后，切不可站在风大的地方吹风，应当把汗及时擦干，脱掉潮湿的运动服装、鞋袜，换上平时穿的衣服，最好戴上帽子，防止热量散失过度。

跑步莫凹胸

跑步时，人的呼吸量非常大，需要频率相当的心脏跳动以及足够的氧，这时如果凹胸，将会缩小胸腔容量，肺活量降低，胸腔内空气量减少，造成血液的含氧量降低，心脏的跳动将会受到限制，不利于呼吸。

保持抬头挺胸姿势，可以减缓腰颈椎病变，还可以使胸围增大，肺活量增加 $10\%\sim30\%$，肺腔能容纳更多的空气，提升血液的含氧量，使更多的氧气参与体内的新陈代谢，减轻疲劳程度，加速体力恢复。

挺胸抬头还可减轻背部压力，对预防背痛、防治佝偻病有不可忽视的作用。对久坐办公室或处于生长发育期的青少年更是如此。患有支气管疾病的老年人，经常保持昂头挺胸的姿势，同时做一做深呼吸运动，对提高肺部功能、治疗各类肺部疾病都十分有益。

第3章

生活好习惯　无病一身轻

- 经常在工作场所吸"二手烟"的妇女，其冠心病发病率高于工作场所没有或很少吸"二手烟"的人。

- 仲夏时，心血管病人，尤其是老年心血管病人有三高，即：中暑发病高，脑卒中发病高，冠心病发病高。

- 每天8小时睡眠是老人健康的重要保证。研究表明，每减少1小时睡眠，死亡率约增加9%。

戒烟限酒 利人利己

烟酒的危害可能大家都知道，在这里，我向大家介绍一些戒烟限酒的方法，并发出一个倡议：戒烟限酒，还自己及周边人一个安全的环境。

吸烟奖品是心梗

在一个工厂里，几个年轻人打赌，看谁在一小时内烟抽得最多，还得是"大循环"，不是"小循环"。"大循环"就是烟从嘴里进、鼻孔出，"小循环"就是哪进哪出。最后一个小伙子以一小时抽掉一包烟的"佳绩"夺冠，"奖品"却是心肌梗死，送到医院急救才捡回一条命，终身丧失劳动能力。

一个研究生专门研究过吸烟，发现一个规律，吸烟量多1倍，危害为4倍。如果每日吸不超过5支烟，危害很有限，超过5支烟，危害就明显增加。吸烟的危害程度与吸烟量的平方成正比，即吸烟量大1倍，危害达4倍，吸烟量增大2倍，危害达9倍。如果一个人每天吸烟花费5元钱，一年就要近2000元。许多人一辈子吸烟费加医疗费超过一套中等住房的房价。

数字看吸烟危害

5.4亿：卫生部发布的《2007年中国控制吸烟报告》中显示，我国有5.4亿人深受二手烟暴露的危害。

10万：我国每年死于被动吸烟的人数超过10万，占因吸烟引发死亡人数的10%。

300次：每天吸一包半香烟的人，其肺部一年所受到的放射线量，累积起来相当于接受300次胸部X线透视。

8年：吸烟者癌症发病时间比不吸烟者早8年。

第1位：在整个人群中，肺癌发病率和死亡率均排在癌症首位。

30%：吸烟与30%的癌症有关，吸烟可以使肺癌、口腔癌、喉癌、气管癌、胰腺癌、胃癌、宫颈癌、膀胱癌等发病率上升。

40%：吸烟的男人受阳痿困扰的概率要比不吸烟的男人高出40%。

50%：医学调查报告表明，吸烟女性比不吸烟女性患子宫颈癌或恶性肿瘤的机会高出50%。

60%：吸烟30年以上的妇女患乳腺癌的危险增加60%。

80%：每日吸烟15支或更多及烟龄达10年以上的妇女，比不吸烟的妇女患子宫颈癌的机会高80%以上。

87%：87%的肺癌死亡由吸烟（包括被动吸烟）引起。

90%：30岁以前戒烟能使肺癌的风险减少90%。

从以上一组组数字，我们得出的结论只有一个：吸烟严重危害人们健康，给个人、家庭和社会带来沉重负担，是社会各界都应高度关注的公共卫生问题。

这些时候吸烟危害更大

在下面五种情况下吸烟会对身体造成更大的危害。

1. 喝咖啡时

喝咖啡同时吸烟，危害会加倍。因为它们能够互相反应，对人体供血系统产生长期的破坏，增加心脏工作负担，升高血压来保证身体的血液供应。

长期下去，极易导致心脏病突发和卒中。

2. 饮酒时

饮酒同时吸烟，对身体的危害具有协同作用，彼此能增强对方的毒性。烟中的致癌物质被人体吸入口腔、鼻、咽喉、气管和肺以后，以烟焦油形式沉积在上述器官的表面，当饮酒伴随吸烟时，黏附在口腔、咽喉上的烟焦油就会随酒下肚，烟气中的烟碱、焦油溶于酒精中，并且能被非常迅速地吸收到血液里，扩散到体内。饮酒时吸烟，在血液中烟碱的含量比单纯吸烟更高，危害更大。

3. 熬夜时

熬夜使人的生理处于应激状态，肾上腺素的分泌较按时作息的人有明显增加，此时吸烟会迅速产生有害物质，危害心血管，使血压升高、心率增快，使动脉硬化提速。

4. 早晨起床时

经过一夜的休息，机体大部分组织器官新陈代谢能力较低，呼吸频率较慢，体内滞留的二氧化碳较多。又因为经过了一个晚上，房间里的空气没有流通，甚是污浊，混杂着香烟的烟雾又被重新吸进肺中，从而产生气闷、头晕、乏力等症状。加上烟雾中尼古丁等多种有毒物质刺激支气管，久而久之就会引发慢性支气管炎等呼吸系统疾病。

5. 饭后

进食后，消化系统进入全面消化和吸收状态，这时胃肠蠕动频繁，血液循环加快，全身毛孔张开，而且排放一些多余的热量和加快组织细胞生物呼吸。如果这时候吸烟，烟雾中的有害物质会被肺部和全身组织大量吸收，给人体机能和组织带来比平时吸烟大得多的伤害。饭后吸烟还可使胆汁分泌过多，使胰蛋白酶和碳酸盐的分泌受抑制，影响食物的消化和吸收。

"二手烟"对女性危害更大

"二手烟"的危害比想象的要大，吸烟者吐出来的烟雾中，烟焦油和烟碱的含量比吸烟者吸入的烟含量多1倍，苯并芘多2倍，一氧化碳多4倍。

研究发现，经常在工作场所吸"二手烟"的妇女，其冠心病发病率高于工作场所没有或很少吸"二手烟"的人。大量流行病学调查表明，丈夫吸烟，妻子得肺癌的几率为丈夫不吸烟的1.6～3.4倍。孕妇被动吸烟可影响胎儿的正常生长发育。另外在吸烟家庭中，儿童患呼吸道疾病的比不吸烟家庭多。

风行国际"戒烟法"

在国际上风行的"五日戒烟法"，经我国引进后试用也取得了良好的效果。自"五日戒烟法"1979 年被提出至今，各国已有 2000 余万人用此法戒烟，平均戒烟率达 37.4％。

"五日戒烟法"的学习过程有三个阶段：

1. 生理准备

教授腹式呼吸，指导有氧体育运动和放松学习；回避所有能影响戒烟决心的药物与习惯；调整食物结构，增加饮水量，促进体内毒素的排出。

2. 学习准备

思考吸烟利弊，权衡得失，掌握自我意识的控制能力，摸索一套没有香烟的健康生活模式，选择一个明确的日子突然彻底戒烟。实践证明，这对许多人来说都是一个可取的方法。要充分了解，戒烟中出现的症状是戒烟过程中不可避免的困难，是你身体建立新的平衡信号。回吸只是发展中的一个曲折，而不是最终结果；对某些回吸信号采取积极措施，就可以保持戒烟成果。

3. 社会准备

找对策回避烟友和吸烟环境；学着抵御烟草的诱惑；与不吸烟者交朋友；从朋友和家人处获得帮助，接受监督；经常发现戒烟在生活中的各种益处。

通过"五日戒烟法"，吸烟者会惊喜地发现自己身心各方面的变化，最大益处莫过于重新获得了自信、自尊、自爱以及对生活和自身的控制。

酒是一把"双刃剑"

现代流行病学研究表明：每日饮少量酒能有效地降低高血压病及冠心病的患病率和病死率。适量饮酒能缓解紧张，改善情绪和睡眠，有助于人际交往。少量酒，按国外的标准是 30 毫升酒精，按我国标准为 15 毫升酒精。换算出来后，葡萄酒、绍兴酒是在 100 毫升以内，60 度白酒就是 25 毫升，如果啤酒就是 300 毫升。

酒是一把"双刃剑"。少量的酒是健康的朋友，但多量的酒是罪魁祸首。据国外研究报道，25％的重病人、40％的交通事故死亡者、50％的监狱罪犯都是和酗酒有关的。酗酒还可引起肝硬化、酒精性心脏病、酒精性精神病、脑卒中、肿瘤、帕金森氏综合征，以及其他严重的社会问题，例如道德的沦丧。

有的人酗酒后通宵搓麻将打牌，大喜大悲，大吃大喝，触犯了"饱餐、酗酒、激动"死亡三联征，当天激动，当天死亡。美国人寿保险公司统计表明：少量饮酒者比不饮者预期寿命长 1 岁，而酗酒者折寿 6 岁。

触目惊心说酒害

只要想一想监狱里罪犯的 50％、交通事故的 40％ 和医院重病人的 25％ 都与酗酒有关，而这意味着数以千万计的人、数以百万计的家庭和无数痛苦悔恨都与酗酒有关，就会使人不寒而栗，更不用说许多蜚声中外的名人精英因急性心肌梗死、肝硬化、肝癌而猝然离世那样令人痛心。

酒精很容易吸收，空腹时在胃内可迅速直接吸收 20％，数分钟内使人酒醉，如胃内有食物，尤其是淀粉类食物可明显延缓吸收，避免醉酒。酒精吸收后由肝细胞中乙醇脱氢酶及乙醛脱氢酶依次分解，由于酶的活性差异，故酒量也因人而异。但差异不会很大，不像某些毒品差异达数十倍之多，因而喝酒过多就一定会醉。

　　饮酒后，随着血液中酒精浓度上升，神经精神系统产生不同反应，有位学者精辟地描述：起初时，当血中酒精浓度为 20mg％ 时，饮者心情好、精神爽，有欢快感，是饮酒后的最佳状态；当血中酒精浓度为 40mg％ 时，饮者表现愉快而健谈，思维敏捷，乐而忘忧，好展示炫耀自己；当浓度为 80mg％ 时，饮者精神亢奋，自高自大，语言傲慢，科长说成处长，刚愎自用，略有微醉（按交通法规定，大于或者等于 20mg％，小于 80mm％，即为酒后驾车；大于或者等于 80mg％ 为醉酒驾车）；当浓度为 120mg％ 时，饮者自控力减弱，行为失当，作弄戏谑，什么话都敢说，什么事都敢做，是酒后误事期；当浓度在 160mg％～200mg％ 时，饮者的表现是：思维紊乱，步履蹒跚，反应迟钝，语无伦次，有的开始朦胧困倦，渐入昏睡。酒精浓度再高，可导致昏迷，深度麻醉，直至死亡。戴安娜王妃车祸时，其司机血中酒精浓度已超过第四个阶段，属醉酒驾车。某影星车祸死亡之时，血中酒精浓度为 205mg％。

不良饮酒习惯伤身体

酒是一把"双刃剑",不良的饮酒习惯会更加伤害身体。

1. 空腹饮酒

空腹饮酒时,肝脏很快将酒精吸收,进而抑制了肝糖原的分解和糖原异生,这就很容易导致低血糖症的发生,所以,低血糖症大多发生在开始饮酒后不久。

饮酒时,酒精由胃和小肠吸收,进入血液,再由肝脏解毒,对人体的各个器官产生作用。如果空腹时饮用酒精浓度超过 40％的烈酒,人体内的氨基酸和叶酸严重缺损,而且酒精阻碍了蛋氨酸和叶酸的吸收,容易患上结肠癌。同时,空腹饮酒也大大提升了血液的酒精浓度,加大了酒精对人体的危害。

2. 吃西药时饮酒

正在服西药的人群千万不要喝酒,否则美酒加上西药,只会酿出一杯对人体有害无益的"毒酒"。

(1) 安眠药。镇静、安定、催眠类的药物和酒一起服用，会使中枢神经受到抑制，轻则昏昏欲睡，身体不协调；重则使抑制加深，呼吸困难，血压下降。若饮酒过量，还会因呼吸中枢麻痹而死亡。

（2）降糖药。酒类可加剧胰岛素和优降糖的作用，引起低血糖性的休克，加重药物的不良反应，诱发乳酸血症。

（3）阿司匹林。阿司匹林对胃的刺激很大，容易引起胃肠道出血，如果服药时还喝酒，药物引起的不良反应"如虎添翼"，可以发生消化道大出血。

（4）利尿药。如双氢氯噻嗪、速尿、安体舒通等，它们能通过排尿来降低血压。可是一旦饮酒，酒类的扩张血管作用会使人感到头晕，发生直立性虚脱等症状。

（5）降压药。酒精能够扩张血管，从而增强药物的降压作用，因此，饮酒后吃降压药的话，很容易出现低血压反应，严重的甚至会引起猝死。

（6）抗过敏药。如赛庚啶、苯海拉明、开瑞坦、异丙嗪、扑尔敏，这些药与酒同服，同样会使中枢神经受到抑制，轻则引起呼吸困难，血压下降；重则导致呼吸中枢麻痹引起死亡。

（7）抗癌药。即使是少量的酒精，也可以完全抵消药物杀灭癌细胞的功效，而且还容易促使癌细胞发生转移和扩散，最终将大大缩短癌症患者的寿命。

3. 酒后饮咖啡、浓茶

民间一直流传"喝浓茶解酒"的说法，其实这是没有科学根据的。茶叶中的茶多酚有一定的保肝作用，但浓茶中的茶碱可使血管收缩，血压上升，反而会加剧头疼，因此酒醉后可以喝点淡茶，最好不要喝浓茶。

美酒加咖啡也会加重酒精对人体的损害。在饮酒后，酒精很快会被消化系统吸收，接着进入血液循环系统，影响胃肠、心脏、肝肾、大脑和内分泌系统。酒后再喝咖啡，会使大脑从极度抑制转入极度兴奋状态，犹如火上浇油，加重对大脑的伤害，并刺激血管扩张，加快血液循环，极大地增加心血管负担。

生活细节　不能马虎

细节决定健康。因此，我们要关注生活起居中容易被忽视的细节，比如清晨起床时、上卫生间时、沐浴时、养宠物时等等。

清晨不适要重视

不少人早上起来，有时觉得很难受，却没把它当回事。这样的例子在临床很多，这些病人在疾病爆发之前，根本不知道自己有心脏病。比如有一个病人，早上起来感觉有点难受，他以为挺一挺就会过去，于是就开车上路了。开了将近半个小时，感觉更难受了，胸闷，浑身出冷汗，没劲。他把车靠到路边，躺在后座休息了15分钟，觉得身体还是不舒服，憋得慌，就勉强把车开回家。到家以后发现还是不行，冷汗出来了，胸疼得很厉害，这才想起上医院。结果开车到了医院，就心脏骤停猝死，立刻进行抢救。事后他才知道，自己得的是急性心肌梗死，病情十分严重。现在他一谈起这个病，还感到有点后怕。他说以前感觉胸闷、胸痛，平时也没怎么注意，以为自己身体素质挺好，没想到会这么严重。

其实像他这种情况的人并不在少数。有人只是偶然觉得活动后或饱餐后胸部闷痛不适，出气有点费劲，但几分钟就过去了；有人一开始认为是胃的毛病，分不清哪是哪，具体位置都说不清楚；有人觉得自己身体壮，难受、胸闷不算回事，有点小毛病一扛就过去了。殊不知，他们在不知不觉中就酿成了大祸。

因此，清晨的不适感值得重视。中年人尤其是男性要注意早上这段时间有没有胸闷胸痛、感觉难受，是不是一休息就好。但不论休息后是否好转，最好都要上医院去检查一下。

记住每日八杯水

如果水喝得少，尤其是夏天一到，血液浓缩，得脑血栓、肾结石、胆结石、冠心病的人就多。所以，一天 8 杯水，保持 1500 毫升尿液，对补充血容量、防止脑血栓非常有好处。

怎么判断缺不缺水呢？早上第一次小便，如果量很少，颜色很黄，你就有问题了；如果尿量大，颜色清凉，你体内的水分是够的。如果早晨身体开始缺水，起床之后先喝水，可帮助肾脏及肝脏解毒。早起一杯温水，可以在 5 分钟内就从胃里直接吸收，20 分钟左右完全吸收，降低血黏度。

人在夜里是最缺水分的。老年人晚上如果起夜，千万要喝一杯水。

清晨不良情绪有危险

人的心情跟耗氧量是直接相关的。比如一个人在安静的时候，什么也不想、不动，耗氧量假设是1，那么他一吃饭、走路，耗氧量就二三倍地增加。在心情平静的情况下，耗氧量还可以，但如果在焦躁的情况下，即使什么事都不干，只是着急、紧张，人体代谢立刻就旺盛了，同时耗氧量就会很快上升。上升到什么程度呢？假如现在体温是36.5℃，着急一会儿就是37.5℃，再一着急能到38℃以上。因此，早上起来本来就兴奋，再加上一着急，更容易犯病。

临床经验表明，很多心脏病病人早上起来时还是好好的，一出门走路马上心绞痛发作，尤其是在冬天的清晨，刚才还好好的，一下楼马上就犯病，这其中就常有心情、运动和寒冷的综合影响。

人们常说前30年睡不醒，后30年睡不着。有些人，晚上睡不着，好不容易熬到早上睡着了，这时候又要起来了，心情很烦躁。如果是女人，她还得想我要穿什么样的衣服更加漂亮，男人还得想要送孩子上学，开车走哪条路线好一些，所以很容易感到焦躁。这样有些人起床很快，起来就走，早饭也来不及吃，于是心跳加快了，血压升高了，加重了心脏的负担。早上一旦出现紧张、焦躁这些不良情绪，就会诱发心脑血管疾病。

谨记三个"半分钟"

三个"半分钟"是指：首先，醒来后不要马上起床，而是在床上躺半分钟；其次，慢慢起来坐半分钟；最后，将两条腿下垂在床沿边等半分钟，然后再站起来走动。

这三个"半分钟"，不花一分钱，却可以救很多人！很多人白天好好的，过了一夜却听说死了。原因是他夜里起夜，突然一起床，动作太快，造成体位性低血压，脑缺血眩晕摔倒，颅骨摔碎了。

现在如果掌握这三个"半分钟"，不花一分钱，脑缺血没有了，心脏可以很安全，减少了很多不必要的猝死、不必要的心肌梗死、不必要的脑卒中。

有病不能自己看

我说过，最好的医生是自己。但能不能说医生没有用了，自己可以给自己看病呢？这是一个误区。

确实，去医院看病比较麻烦，尤其是像感冒这样的小病，经常要花大半天的时间，而且跑上两三趟还不一定能看好。一趟下来，少则几十元，多则几百元。但是，说"自己是最好的医生"，并不意味着有了病就不用去医院，全由自己来解决。特别是当自己采取了一些措施仍不见效时，必须立即去医院就诊。但即使有了专家的指导，也需要自己细心理解病情和医嘱，积极配合治疗。

轻松排毒一身轻

当前，亚健康人群与日俱增，原因固然很多，但有一点常被忽略，那就是便秘。实验证明，在动物直肠、结肠内塞满纱布，动物会出现血压升高、心率加快、烦躁不安的现象。取出纱布，情况立即好转。其实，这和人的便秘相似。肠道天天通，一身都轻松。体内毒素不排，健康从何而来？便秘的人患直肠癌、结肠癌、乳腺癌明显增多。这三种癌症在美国发病率比非洲高出 4～6 倍，这与美国人食物纤维少、运动少而造成的便秘有关。便秘时排便用力或屏气，也是心血管意外事件的重要诱因。临床上，猝死于厕所时有所见，便秘患者切忌长期坐厕读书，更不能超过半小时以上，不然，会造成恶性循环，形成习惯性便秘。

解决便秘、排除体内毒素的办法有多种，有的中药材很利于排毒。此外，还可用清凉油、万金油在腹腔部脐周顺时针按摩，面积由小至大，力量由轻至重，约 10～15 分钟，使手心、腹部皮肤发热发红，此时腹内肠道处会因神经反射而加强蠕动，效果非常好。

减肥不能影响健康

为了减肥，女人们费尽心思，受尽折磨，吃药减肥、吸脂减肥、溶脂减肥、SPA 瘦身、塑形减肥……经历了"高科技"和新方法一轮又一轮的"轰炸"，到最后，体重没减下多少，皮肤却衰老了不少，肌肤干燥发黄，眼圈发青，而身体也变得虚弱了。

因此，减肥不能影响健康，人瘦了，身体却垮了，还有什么用呢？我们提倡健康减肥，就是要合理膳食，少吃多餐。一般的原则是：早上吃饱，中午吃好，晚上吃少。早餐不能不吃，经常不吃早餐，血糖就会降低。得了低血糖就影响人的注意力、思维能力，影响健康，影响工作。晚餐不可多吃，晚上多吃，运动少，体内大量热量排不出去，就会堆积脂肪，身体发胖。少吃多餐可以控制饮食，达到减肥的目的，同时，还可以预防糖尿病，降血脂。

警惕"卫生间事件"

寒冷季节里，卫生间的取暖往往被忽视，发生脑卒中的人也增多。

1. 屏气用力危险大

人在排便时屏住呼吸用力，血压急剧波动，可能使血压急剧上升。强烈屏气，会使心脑血管事件增加，甚至让人猝死在厕所里。老年人常大便干燥，这时千万不可过度用力屏气。

2. 憋尿血压猛上升

有个动物实验，从尿道向动物的膀胱中注入生理盐水，使膀胱充盈，膀胱壁处于紧张状态，同时监测动物的血压，结果血压迅速上升。这是因为膀胱壁张力增高后，膀胱反射性引起血压升高。

排尿时血压波动多数发生在夜间。因为人在夜间一般都要把尿憋到最大限度，容易引起膀胱反射。特别到了冬季，天寒地冻，不到万不得已，谁也不愿起来排尿，结果就使卫生间事件增多。

3. 小心应对低血压

一些男性或者身体状况不佳，或者因为药物副作用，排尿时常出现应激性反应低血压，在排尿时或排尿后头晕、意识减弱、意识丧失，甚至摔倒，症状与轻度脑卒中或心跳过缓引起脑供血不足相似。因为排尿性低血压的摔倒多是在无意识状态下发生的，当事人一般难免会受伤，一些老年人甚至出现骨折、脑外伤出血，因此本人及家属都要注意预防，上厕所时尽量有人陪同，或当事人小便时能够保持清醒。

为减少夜间尿量，晚餐过后，特别是睡前 1 小时之内，要减少饮水量。另外，务必保持卧室的温暖。卧室过于寒冷，或卧具不合适，被子小或薄，褥子太薄，都会使人越睡越冷。人受到冷的刺激后，脑垂体分泌的抗利尿激素减少，尿量增加。所以睡觉时环境温暖也是预防卫生间事件的一个手段。

另外，可以安装坐式便器，增加扶手，让行动不便的人使用尿壶。

若是由于药物副作用引起排尿性低血压，应立即请大夫更换药物。

浴室里面防危险

浴室也是容易发生病情的地方，我们一定要注意。

1. 不当的沐浴方式可能引发高血压

沐浴本身并没有危险。危险主要来自一些不适当的沐浴方式。譬如浴缸的式样和大小、浴室的温度和水的温度，都会对血压波动产生影响。

如果浴缸小而深（浴缸长度小于1米），水对心脏的压力就大，血压就会上升。浴室的温度与居室的温度相同或接近时，人来回走动就不会觉得寒冷，血压就平稳。使用淋浴时，浴室温度普遍偏低，且与居室温度相差较大，容易引起血压波动，发生心脑血管事件。

2. 洗澡水温度要适中

一般认为，洗澡水的温度在 42℃ 以下都是可以的，超过 42℃ 后，易患脑溢血。专门研究表明，水温超过 42℃，会使体内凝血功能下降，引起出血现象。当走出浴室遇到寒冷的刺激，血管收缩，引起血压上升，血压波动引发并发症的几率也增多。

冬季和夏季浴室的温度应该有些不同。冬季寒冷，浴室温度要维持在 20℃ 左右，这样进入浴室才不会觉得寒冷。水的温度应该不烫也不冷，在 37℃～40℃ 就可以。夏季的气温高，浴室的温度多在 25℃ 以上，如果水的温度过高，人会出现脱水现象。最合适的水温是与体温接近，在 36℃～38℃。还要注意浴室的通风，防止疾病的发生。

热水洗脚胜补药

中医学认为，人体的三条阴经和三条阳经交汇于双脚，其中足少阴肾经起于足小趾下面，斜走足心，出于舟骨粗隆下，肾是人的根本，控制人的生长、发育、衰老，双脚离心脏远，血液供应少而慢，加上脚部脂肪层薄，保温能力差，所以脚最易受寒。双脚寒冷会反射性地引起上呼吸道功能异常，降低人体抵抗力。这时候病菌就会乘虚而入，使人患感冒、支气管炎等疾病。

热水洗脚时，不断用手按压脚心的涌泉穴，脚上经脉一通，能促进气血运行和新陈代谢，加快下肢血液循环，消除下肢沉重感和全身的疲劳，既能促进睡眠，又可以祛病强身。

热水泡脚还能达到防病治病的效果。

（1）头痛的人把双脚放在40℃左右的热水中泡15～20分钟，就会明显缓解头痛。

（2）用热水洗脚时，不断用手按压脚心的涌泉穴和大脚趾后方足背偏外侧的太冲穴，有助于降低血压。

（3）长期坚持热水泡脚，可以预防风湿病、脾胃病、失眠等疾病，还能促进截瘫、脑外伤、中风、腰椎间盘突出症、肾病、糖尿病的康复。

（4）在冬天，用热水洗脚，能加速双脚与身体其他部位间的血液交换，对冻疮有一定的预防作用。

（5）失眠症和足部静脉曲张患者每晚用热水洗脚，能减轻症状，易于入睡。

当然，这里说的热水，也不能太烫，应根据季节的不同控制水温。

四点注意现在做起

中老年人想"60 岁以前没有病，80 岁以前不衰老"，就要从四点做起，从现在做起。

1. 定时起居作息

生活有规律，要按照自然生物钟的节律作息和活动，这样有利于健康及预防高血压并发症的发生。

2. 适应自然变化

人类与自然界的变化息息相关，人体应适应这些变化。如根据不同季节及时增减衣服；住房要阳光充足，防潮防湿，空气流通，有条件的可以种些花草树木。

3. 注意清洁卫生

良好的卫生习惯是增进身体健康的重要因素。中国有句老话，黎明即起，洒扫庭除。又说要勤于沐浴。这就是教育人们要养成良好的卫生习惯。

4. 戒除不良习惯

高血压病人应戒烟，避免酗酒及暴饮暴食等。

休闲节假日　放松不放纵

人们的压力不断增大，没有假期，经常加班，好不容易盼到个休闲放松的假期，还是和朋友吃吃喝喝、通宵打牌，结果反而更糟。因此，我要告诉大家，趁着假期，好好放松自己，但不要放纵得不管不顾。

切莫打乱生物钟

节假日像是旅途中的驿站，又像是春天里的花雨。在这天天忙碌的日子里，人人都期盼着节日。但现在，在浮躁心态和阳亢心理的影响下，一些人过节变成了过累，得了"节日病"；而放松又演变成了放纵，易放难收；节后疲惫不堪，得了"节后综合征"，与节日的初衷大相径庭。

人体是一架极其复杂、极其精密，又具有全自动调整功能的"仪器"。如果它的功能出现紊乱，那么会产生失眠、乏力、头晕、头痛、疲劳、胸闷、消化不良、周身疼痛、血压升高等100多种症状。如果用药物来干预这些症状，结果常常是"按下葫芦起了瓢"，顾此失彼，或者更糟的是越治越重。

所以，对这个世界上最复杂的人体生物钟，我们只能尊重它，顺应它，帮助它，而千万不要去伤害它。这是养生医学的最高原则。

麻将娱乐别较劲

梁启超曾说，唯有打麻将可使人忘掉读书，也唯有读书可使人忘掉打麻将。麻将的厉害可见一斑。在麻将桌前，人同样能分成以下几种：

第一种人吹胡子瞪眼睛。嫌别人出牌慢，嫌别人技术不好，不按牌理出牌。输急了就骂人，不认账，耍赖。

第二种人六亲不认。牌桌上不讲年龄，不讲辈分，眼中只有"麻理"，就是父母兄妹、大人小孩在一起坑儿，也常常争得面红耳赤。

第三种人鞠躬尽瘁。他们打牌时精神高度紧张，专心看着别家，死命盯住下家，谁也别想占他半点便宜。

第四种人不赢不行。只要他一赢，马上就说不打了。一输就眼红心急，谁也不能走，咸鱼不翻身就绝不罢休。

第五种人是聪明人。自己的技术不错，常常能够难得糊涂，装傻放水让父母赢，哄他们开心。这种人心里很明白，知道打麻将就是大家坐在一起乐一乐。

适度地打点麻将，可以活动大脑，沟通情感，不过要注意劳逸结合，遵守一些健康准则。

首先，别长时间呆在麻将桌上，防止过度劳累。最好每玩上一两圈，就有意识地站起来活动，喝喝水，上上厕所，转移一下注意力。

其次，要保持平和心态。玩是为了放松心情，增强亲友之间的感情沟通，而不是争一时输赢。因此，玩儿的时候千万不要太认真较劲，避免激动和过度兴奋，更不要生气、争吵、恼怒。

最后，别忘记原有疾病的治疗。如患有高血压、糖尿病、动脉硬化、冠心病等，即使症状不明显，也不能掉以轻心，节日期间不可间断治疗。

缺什么也别缺觉

过节时，人们吃喝，聚会，搓麻，追求刺激，放纵欲望，通宵达旦，乐此不疲，首先侵占的是生命的基础——睡眠。人只有在睡眠时，机体的细胞才能进行结构修复和能量储存，以恢复正常功能。失去了睡眠，就是失去了健康，细胞就亚健康，人体就亚健康。没有一个睡眠不足的人会成为身心健康的人。儿童缺乏睡眠会使夜间生长激素分泌减少，影响骨骼和肌肉的生长发育。

成人缺觉危害更大，可以造成人体数十种症状和痛苦，诱发许多严重疾病，实际上就是透支健康，提前死亡。

多什么也别多吃

从公共卫生学的观点看，缺觉的另一大危害是使人多食，多食使人体重增加，形成苹果型肥胖和胰岛素抵抗，可进一步使糖尿病、脂肪肝、冠心病、脑卒中的发病率和病死率增加。美国一个大学教授发现，健康的年轻男子在连续两天熬夜后（每晚睡 4 小时），他们血中的瘦素水平下降 18%，而胃饥饿素水平上升 28%，结果是食欲大增，进食增多。睡眠越少，身体越胖；腰带越长，寿命越短。

因此，过节一定别过累，别过食，身体放松但行为别放纵，不要让醉酒、冠心病、急性胃肠炎、胰腺炎破坏了节日的祥和气氛。

养生顺天时　增强免疫力

现代人最基本和最重要的东西就是健康。怎样才能拥有健康呢？首先我们应该养成一种科学保健的意识。而科学保健则要顺应四季天时，区别对待，这样才能有效造就我们的健康。

仲夏保健最重要

流行病学研究表明，心脑血管病每年有两个发病高峰：数九隆冬和仲夏酷暑，这在医学气象学的"气象综合征"中是常见现象。

仲夏时，心血管病人，尤其是老年心血管病人有三高，即：中暑发病高，脑卒中发病高，冠心病发病高。

正常人体有完善的体温调节机能，天冷时通过肌肉张力增加使产热增多，体表血管收缩使散热减少；天热时，通过出汗蒸发散热，又通过心跳加快，皮肤血管扩张使体表血液循环加快，辐射散热增多，因此不论外界温度怎样变化，人体体温是恒定的，当然还需要配合衣帽的增减。

老人，尤其有心脑血管病的老人，由于体温中枢调节，植物神经功能、心脏功能、肌肉张力、毛细血管及汗腺功能的调节减慢，在外界温度变化过大过快时，难以及时调整到位，故当外界气温高热或过高热时，体温随之升高，很易发生中暑。在高温伴高湿情况下即天气闷热时，由于空气湿度大，汗液的蒸发散热作用受限，体温升高更快，不仅人体感觉胸闷不适而且更容易发生中暑。这种中暑的预防主要在于减少外出、减少体力活动和调控好室内的小气候。

热天出汗多，一身微汗失水可达 $300\sim500$ 毫升，一身中汗可达 1000 毫升以上，如不及时补充水分或淡盐水（盐浓度 0.3%），会导致血液浓缩，血黏度上升，并可使血压稍稍下降。血压下降和血黏度上升是脑卒中、冠心病事件的重要诱因，因而老人充足饮水对预防心脑血管意外极为重要。晨起一杯水，睡前一杯水应作为保健常规，特别要注意清晨醒来时的第一次尿色，如淡黄清亮表示体内水分充足，如量少深黄表示体内水分不足，应及时补充。

每天 8 小时睡眠是老人健康的又一重要保证。研究表明，每减少 1 小时睡眠，死亡率约增加 9%。据欧洲一些国家研究，老人中午午睡半小时左右能使冠心病的死亡率下降 30%，这与午睡使人体白天的血压曲线出现一个低谷，使心脏得到保护有关。当然老人起床时一定要牢记"三个半分钟"，在夏天由于人体血压普遍偏低，更要注意防止体位性低血压。

营养补充免疫力

人体在外界气温 21℃～23℃时，感觉最舒适，四肢温暖。秋冬气温下降后，为维持体温，一面使四肢小血管收缩，减少散热，一面增高体内代谢率，增加产热，因此需要更多食物和热量供给。

多吃什么呢？米面、肉蛋，还是蔬果？生理学研究表明，蛋白质有一种"特殊热动力效应"，即摄入蛋白质后，有 30%～40% 的热量要消耗放出，而糖类为 4%～5%，脂肪为 5%～6%。简单说来，就是吃肉后，身体会觉得暖和，不怕冷，尤其在餐后的 3～4 小时及 10 小时左右最明显。同时，吃肉会使酪氨酸转化成肾上腺素、去甲肾上腺素和多巴胺，人觉得精神兴奋、有气力。当然，秋补应当是营养素全面均衡，这样才能提高体质、体能及免疫力。我国神舟六号飞船航天员的食谱中每天有 3 次牛奶，早晚为牛奶，中午是酸奶（可以改善肠道菌群状态，帮助消化，又不因晚间饮用而伤害牙齿），是十分科学合理的。

"秋冻"提高耐寒力

同样的寒冷天气，人体的反应大不一样。有人严冬冬泳，精神振奋，面色红润；有人稍一吹风，感冒肺炎。爱斯基摩人在皑皑白雪中，以冰块筑屋，其乐融融，而前几年一次寒流袭击南亚地区时，气温降至零上 5℃时，竟有许多人被冻死。其原因是人体的耐寒力不同。

耐寒力分"冷适应"与"冷习服"。前者约需 2～4 周时间，后者需几代人。"春捂秋冻"即是聪明的古人从实践中总结出来的科学的冷适应。

俗话说"若要身体安，三分饥和寒"。从现代医学讲，就是通过"冷适应"使机体从大脑皮层到交感、副交感神经，代谢内分泌系统充分调动起来，协调起来，和谐运行，不仅产热增多，散热减少，而且免疫力增强，代偿力增强。具体来说，冷空气使鼻、咽、口腔黏膜毛细血管收缩，气管黏膜纤毛运动减弱，抵抗力下降，很容易感染细菌病毒，但冷适应后，这种应激反应减弱或不明显。一旦真正着凉，也可用热水泡手、脚、面部，吃热汤面或中药，使鼻咽部无毛细血管扩张，血循环改善来保护。

第 4 章

心平气也顺　一生乐开怀

- 保持心态平衡就等于掌握了身体健康的金钥匙。如果心态不好，爱着急、爱生气、没事找事、没气找气，整天跟自己过不去，那么这种人死得最快。

- 医生的语言跟手术刀是一样的，可以救人，也可以杀人。因为它所产生的心理暗示作用是巨大的。

- 北京 200 多个猝死病人中，50％的人 24 小时内生气着急情绪低落，25％的人死以前半小时内着急生气喝酒，18％的人死亡发生在 30 秒钟之内。

心气不顺　必然受罪

心态不好、着急、生气，是很多疾病产生的诱因。在现实生活中，有很多这样活生生的事例。

看棋支招气死人

《北京晚报》曾经让我点评一个案例，说是有一个人，晚上吃完饭，到外面散步，看马路对面有人下棋，他就过去给人支招。但下棋的人不听他的，他很生气，我给你支招，你还不理我。生气，继续看着，越看越着急，下棋的人棋下得很臭，越下越输，他替下棋的人着急啊，眼看要输了，他又支招，那位还是不听，他是气上加气。当时围观的人挺多，大家发现给人支招的人脸色越来越难看，突然面部肌肉一阵痉挛，身体一歪倒在地上，送到医院，一检查没气了，死了。结果输棋的人没事，看棋的倒先给气死了。下棋的人，棋艺水平不高，但心理素质好，而看棋这位，棋下得好，但心理素质很差，所以，被气死了。

斗嘴差点出人命

我们科里曾有一个病人，已经快出院了。他老伴星期六来探视，老太太挺好，又带香蕉又带苹果，但老太太多说了一句话，差点要了老头一条命。什么话呢？老太太说，昨晚的《新闻联播》你看了吗？老头说，我看了。老太太说，罗马尼亚的齐奥塞斯库被枪毙了。老头说，不该被枪毙，政治斗争怎么能随便要人命呢？老太太说，该枪毙，一定是他做错了什么事。老头说，不该。老太太说，活该。这俩人为齐奥塞斯库该不该被枪毙争论起来了。你说齐奥塞斯库枪毙碍你们什么事了？你们认识他吗？也不认识，他更不认识你们啊！

几分钟以后，老头开始胸口痛、脸色苍白、满头大汗、四肢冰凉，赶紧叫来医生一看，不好，做心电图，S－T 段抬高，心肌梗死，赶紧抢救，打一针药，0.1 克，1.5 万元。

因抢救及时，老头转危为安。出院的那天，老太太非常感激，给我们送大锦旗，写着"救命之恩，终身难忘"。老太太还当场表态，这次，我可知道生气的厉害了，我保证，以后啊不管什么齐奥塞斯库不齐奥塞斯库，爱枪毙不枪毙，以后老头说什么我就听什么。

离休局长脑出血

有一位离了休的局长找我看病，我跟他说，老局长，您的脑出血真是白得的。他不解，怎么是白得的呢？事情是这样的，那天，他要出去办事，找机关要车，结果，车晚到了 5 分钟，他很生气；再一看，来的车不是原来的奥迪，而是一辆桑塔纳，他更生气，结果一下子突发脑出血，还好算抢救过来了。我跟那位局长说，要是换了我，绝不会得脑出血，为什么？您要想开了呀，您现在退下来了，时间有的是，别说是晚了 5 分钟，晚 10 分钟也没什么关系；别说派一辆桑塔纳，就是夏利，我觉得也挺好。奥迪是给现任局长用了，您就不用着急了。还算万幸，您抢救及时，您要真死了，中国的局长多的是，中国统计人口还是 13 亿，一个也少不了，倒是您家少一口人是真的。

蚊子也能要人命

我的一位朋友从加拿大回来度假，晚上正准备睡觉，突然发现一只蚊子"嗡嗡嗡"地叫，很生气。

86

五星级宾馆怎么能有蚊子？不行，起来就打，打半天没打着，生气啊！打到 12 点，心里暗暗一狠：下定决心，不怕牺牲，一定要把蚊子打死。打到 2 点多钟，也没打着，结果 4 点钟终于把蚊子打死了。可以睡觉了吧，不行，还要躺着静听半小时，看看有没有第二只蚊子。听了半天，一点声音也没有，这下可以踏实睡了吧，结果 6 点半就醒了，醒来一下地，差点摔一个大跟头，头重脚轻。怎么回事？折腾一宿血压高起来，差点摔跟头，一测血压不得了，昨天血压 122，结果今天血压 196 了。

在加拿大，医生告诉他：血压突然增高，药量可以加倍。赶紧加倍吃药吧，不行；吃 4 倍，还不行；干脆吃 8 倍，总可以了吧！还不行，不敢再吃了，怕出问题。赶紧打 120，急诊车刚开到医院门口，车还没有停住，他鼻子突然一股血喷出来，赶紧捏住，动脉破了，用棉花塞不住，后来耳鼻喉科大夫用纱布塞得满满的，血止住了。大夫说，今天你算幸运，破的是鼻子里的动脉，要是脑动脉破了，你可就完了。

后来他到北京找我看病，我告诉他，那回啊，你可是真够运气好！我跟你说吧，幸亏屋里只有一只蚊子，要是两只，你准死。你看看，有一只蚊子你血压升到196，要是两只蚊子你还不升到230呢！

三句话吓死一个人

我们医院曾发生一次事故，大夫三句话，病人不到24小时就死了。第一句，你来晚了；第二句，你这病没有治了；第三句，你早干什么来着？病人满心希望，被一盆冷水泼个透心凉。上午11点来看的病，下午4点多就嘴唇发紫，入住急诊科，半夜2点就死了。所以说，语言作用非常非常大。古语说："良言一句三冬暖，恶语伤人六月寒。"你讲一句好话，数九寒冬浑身暖洋洋的；你讲一句坏话，三伏天浑身冰凉。所以，医学之父希波克拉底说过："医生有三大法宝，即第一语言，第二药物，第三手术刀。"

医生的语言跟手术刀是一样的，可以救人，也可以杀人。因为它所产生的心理暗示作用是巨大的。人群中约有1/3的人有较强的暗示和自我暗示效应，他们容易无条件、非理性地接受一些观念和说法。

比如，医生发给病人吃药，"今天我给大家发

88

的药，是美国最好的，半边红，半边白。这个药吃下去以后睡眠好，头不痛，血压下降。"病人吃后复查，反映说："大夫，我吃了这个药，还真好，头也不疼了，睡觉也好了，一量血压还真正常了。"其实，这药里面放的是淀粉。这就是暗示的作用。

平和心态　笑对人生

苦难是生活的老师，成败得失是寻常事。面对人生的起起落落，如果能保持一种平和的心态，拥有一种乐观的人生态度，那么你的人生就是光明的，未来将是一帆风顺的。

生活是面活镜子

一位哲学家讲过，生活像镜子，你笑它也笑，你哭它也哭。什么叫幸福？幸福没有固定标准，幸福是一种感觉，而且幸福感跟金钱无关，甚至相反，因为它是一种感觉。

有一个经济学家，他利用心理问题研究经济学，最后得了诺贝尔奖。他举了个例子，一个人之前生活很幸福、很快乐，一天，他参加了一个同学聚会，发现有同学比他挣钱多，比他房子大，他的幸福感立刻消失，心里很难受；相反他跟穷人比，马上高兴起来。本来，世上就两种人：一种人用乐观的、积极的、正面的态度看世界，天天都健康，天天都高兴，天天都是"春风桃李花开日"；另一种人用悲观的、消极的、负面的观点看世界，天天都是凄风苦雨，天天都是"秋雨梧桐叶落时"。本来是一样的，您从不同角度去比，结论完全不一样。实际上，人的人生态度是完全不一样的，一种乐观，一种悲观。不同的人生态度，绝对会影响你不同的人生未来。

成败得失寻常事

漫漫人生路，风水轮流转。三十年河东，三十年河西。每个人都要面对挑战，面对困难，面对变化。这时由性格、人格形成的心理承受力就至关重要了。成功使人欣喜，但失败却是成功之母；生活五彩斑斓，但苦难却是生活的老师。所以在风风雨雨人生路上，成败得失是寻常事，要以"青山依旧在，几度夕阳红"的心态坦然面对，心情不要大喜大悲、大起大落，更不能一时冲动，造成千古恨。

马寅初老人，在 20 世纪 50 年代提出人口论：中国 960 万平方公里，6 亿人口正好，不能太多，多了以后，森林不够，土地不够，水资源也不够，粮食也不够。观点非常科学，结果挨批判，他的教育部长一职被撤了，北大校长一职被撤了，人大、政协里的职务也被撤了。这么大打击还不气死了？本来理论很科学，遭到了不公正的批判，这还不跳楼，死了就算了。结果人家什么事也没有，回家后写了副对联："宠辱不惊闲看庭前花开花落，去留无意漫观天外云展云舒。"最后活到 102 岁，终于为他平反了。看看这是多么大的胸怀啊，这么大的打击，都能坦然面对。

保持一颗平常心

现在是一个竞争十分激烈的时代，一个人从呱呱坠地的那天起，就要不断地学习适应环境的无数本领：上小学，要面临考中学，光考上不行，还得考重点中学；上了中学还没完事，还得继续努力考大学，当然了，最好是重点大学。好不容易上了大学了，可又面临着严峻的就业形势，找个工作都困难。算了，咬咬牙，再考个硕士吧，使你不得不从众多的"高人"中，挤过那座又窄又漫长的独木桥。这时，就业压力可能会小一些。可是真正工作了又发现能人这么多，想要立于不败之地就得付出更多的艰辛。慢慢地，工作走上了正轨，才又发现周围的人有房有车，自己却什么也没有，心理又不平衡了。怎么办？当然是要更加努力了。于是，路就这么漫长……

每个人几乎都是在自己成长的同时，不断地与周围人进行横向、纵向的比较，一旦当自己在比较中处于劣势时，心里就会产生不平衡感，压力也就陡然而生。于是就要靠自己的努力来达成一个又一个目标。当然，这种追求上进的精神我们提倡，但我在这要说的是要有个"度"的问题。人活在世上，欲望是永无止境的，我们不可能实现所有的愿望，这时就要求我们学会放弃，学会减法，因为有舍才有得。

好心态是健康法宝

孔子说：仁者寿。就是气以宽厚者寿，言以简默者寿，质以慈良者寿。一个人淡泊明志，就能宁静致远；不以物喜，不以己悲。在达观宁静的心境下，人体自身的免疫力、代偿力、康复力得到最佳组合，各项机能阴阳平衡，和谐运行，精、气、神、形达到最佳境界，心境如"千江有水千江月，万里无云万里天"一样的明澈。心灵平静了，心理就平衡，生理就稳定，病理就不发生，即使发生了，也能很快重新平衡。

研究表明，一个积极乐观的心态对全身抵抗力的调动、整合和增强有着超乎人们想象的巨大力量，它能使体力体能增强，能力大幅提高，疲劳焦虑消失，炎症减轻，癌症痊愈。许多抗癌明星近乎不可思议的故事都说明了这一点：一个好的心态就是大自然恩赐你的最好的健康法宝。

开心秘方　百岁不老

拥有好的心态，生活到处都会充满阳光。怎样才能拥有好的心态呢？首先要学会自我调节，自我解压，自己解放自己。其次还要助人为乐，知足常乐，自得其乐。总之，事事要看得开，拥有博大的胸怀。

"三自一包"是灵药

要想健康快乐 100 岁，简单说就一句话："三自一包"，百岁不老。

"三自"，指自己关爱自己、自己教育自己、自己解放自己。

自己关爱自己。不爱自己，暴饮暴食、大吃大喝、抽烟、酗酒、赌博，就是自己跟自己较劲，你大悲、大惊、大恐，这样下去寿命肯定长不了。

自己教育自己。世界卫生组织提出用科学知识来武装自己，像很多健康方面的书籍，都应该找机会去学习。

自己解放自己。就是要学会自我解压，学会笑对人生。有些人一得病就疑神疑鬼，自找麻烦，自我加压；一遇到不顺心的事就死钻牛角尖，怎么也出不来。这样的人，每天都生活在极大的压力之下，怎么可能会快乐呢？

"一包"，指给自己吃"一包养心八珍汤"。哪八味呢？

（1）慈爱心一片。做人最重要的，是要有爱心。没有爱心的人，父子仇杀，夫妻残杀，兄弟反目。

（2）好肚肠二寸。好人会有好报，你对人善别人对你善，你对人恶别人也会对你恶。我们说身体健康需要维生素，心理健康要不要维生素呢？也要维生素，善良就是心理健康最好的维生素。

（3）正气三分。人要心存正气，要做好人，不能做坏人，不能贪污，不能腐败，越是腐败，死得越快。因为腐败的人，他恐惧后悔，自责自罪，白天食不知味，夜里寝不能寐，从腐败开始直到被揭露出来受到惩罚，惶惶不可终日，导致身体免疫机能全面下降，极易患病。

（4）宽容四钱。一个人要做一番事业，必须心胸宽，肚量大。现代社会，心胸狭窄、不宽容的人，自己受罪，事业也失败。

（5）孝顺常想。孝顺是中华民族的传统美德。有青年人征求我找对象的意见，我就告诉他，你找对象，甭找什么酷哥辣妹，你就先看对方孝顺不孝顺父母。如果他连爸妈都不孝顺，那我先警告你，无论他表面对你多好，你可要小心。

（6）老实适量。老实很好，但要适量。因为社会太复杂了，对方老实，你老实，如果对方不老实，你小心被人骗。

（7）奉献不拘。我们要像周总理一样，活到老，学到老，大有大无，与时俱进，不断充电，你才可以奉献社会。

（8）回报不求。做好事，不求回报。李瑞环同志说过："但行好事，莫问前程。"

这八味"药"，不是一般的机械混合，要先放在宽心锅内，文火慢炒，不焦不躁；再放进公平钵内精磨细研，越细越好。三思为末，淡泊为引，做事三思而行，做人淡泊明志，做成菩提子大小，和气汤送下，清风明月，早晚分服。

心病还需心药医

医学证明，良好的情绪和心态可以减少76％的患病率，也就是说，只要有一个良好的心态，就会有良好的健康。

著名文学家苏叔阳，相信熟悉他的人会很多，看过他作品的人也一定不在少数。

可能很多人都不知道他是一个患过肾癌、肺癌和糖尿病的人。我们一起聊天时，谈起得病的经历，他云淡风清地说："知道自己得病时，也曾苦恼过，不愿承认事实，总幻想这是误诊，也怕就此告别人世。后来想通了，若真的要死，哭、闹、灰心丧气、悲观失望都无济于事，不如面对现实，积极治疗。我想了两个办法对付我的病。一是锻炼身体。每天都做一些力所能及的活动，如跑楼梯、快步走。二是做一些事来分散对疾病的恐惧。不要把疾病太当回事，逐渐地健康可能就恢复了。而且要配合医生治疗，保持平和心态。"

人生只有一次，可以痛苦一生，也可以快乐一生，一个积极、乐观、达观的人生会让你得到别人没有得到的感受，取得别人难以取得的成绩。

心理平衡"三正确"

保持良好的心态，只需记住三句话，即三个"正确"：正确对待自己，正确对待他人，正确对待社会。

其中，最难的就是正确对待自己。一个人要心理平衡，最重要的就是正确对待自己。自己人生的坐标定位要准、要到位，可千万不要越位，也不要错位，还不要不到位，不要自卑。有人把自己过高估计了，有人定错位了，有人不到位，这些都不行，要了解自己。有些人干这个事挺好，可非得去干别的事不可；有人本来搞科研挺好的，可非要当领导干部，这样一下子不行了。人的才能不一样，所以一定要给自己定位准确，做自己想做的事才会快乐。很多很有本事的人最后失败了，为什么？越位。本来您的本事该当第三把手，第三把手地位就够高的了，您还不满足？非要争第一把手，那不行，您错位，肯定就不行。人贵有自知之明，"知人者智，自知者明"，明比智更难。

另外，要正确对待他人，心中常有爱心，关爱他人。正确对待社会，既要全心奉献社会，又要尽情享受生活。事业上要有进取心，生活中要有平常心。人要永远对社会有一颗感激之心，人不论本事多大，您给社会的永远不如社会给您的。因此，您要感谢社会，爱祖国、爱社会、爱集体。

正确对待自己，关爱他人，感激社会，只要做到这三点，基本上处事就能得心应手，心理压力就小，什么事都好解决了。

好心态来自三"乐"

我们还要保持自己三种正直、愉快的心态，或者叫"三个快乐"：助人为乐，知足常乐，自得其乐。

1. 助人为乐

帮助人的过程可净化自己的灵魂,升华人格,助人是人生最大的快乐。"爱人者,人恒爱之;敬人者,人恒敬之。"

助人为乐亦是战胜孤独的一把金钥匙。有一个富商,买卖兴隆通四海,但常常陷入孤独空虚之中,出现了许多病症,多次寻名医、尝百草而不得其效。最后我们给他开了一个妙方,让他常常请路边的出租车司机吃夜宵。出租车司机与他萍水相逢,乐在其中;他也尝到了助人为乐的幸福,孤独痛苦不治而愈。

2. 知足常乐

俗语说:比上不足,比下有余。自己有工作,有房子住,儿女也很好,没有必要与别人攀比。比是无止境的,幸福本无固定的标准,幸福是一种见仁见智的感受。

3. 自得其乐

在逆境中自得其乐,不能气馁。就是倒霉的时候,要有点阿Q精神,也要快乐,自得其乐。倒霉了怎么还能快乐呢?古今中外,世界上都一样,风水轮流转,人有悲欢离合,月有阴晴圆缺,都说人世间"三十年河东，三十年河西"，现在变了，改成了"十年河东，十年河西"；最近又变了，改成了"三年河东，三年河西"。因为这个世界变化快，还没弄明白，它又变了。

解放自己常看三座山

要心理平衡，我推荐大家去看三座山，看过这三座山，心理就平衡了，什么气也没有了。

1. 井冈山

井冈山给人的教育太深刻了，中国革命是了不起的伟大，了不起的困难。前前后后牺牲 2000 万人，还有很多人是冤枉死的。和他们比，我们活着就是极大的幸福了。到井冈山看一看，当年革命的艰难困苦，血雨腥风，真让人受到教育。

2. 普陀山

看看佛的大智慧、大胸怀、大慈悲，这样一比，我们太渺小了，生命太短暂了，还有什么可争的。

3. 八宝山

我每参加一次遗体告别，心灵就净化一次。1个钟头以后，谁都一样，一把灰了，还争什么啊？很多事根本不值得计较。

第 5 章

健康好家庭　人生加油站

- 夫妻间要经常在感情上微调、生活上互补，但也不要形影不离，因为亲密无间不如亲密有间，零距离不如近距离，适当的距离空间，加上爱心宽容，家庭会更健康。

- 男人的寿命比女人短，在我国短 4 岁，在日本短 6 岁，在俄罗斯短 13 岁。社会学家通过社会调查得到了答案：男人有泪不轻弹、男人有话不爱说、男人有病不去看、男人有家不爱回。

和谐家庭　人间花园

一个人健康了，那不叫健康。只有家庭健康了，那才真正称得上健康。因为你生活在一个大家庭中，你是家庭的一分子，家庭的每一个人都与你息息相关。

家庭健康内外因

健康分三个层次：个人健康、家庭健康和社会健康。其中最重要的是家庭健康，因为家庭健康承上启下、关系重大。家庭健康不仅是个人身心安宁、事业成功、生活幸福的源泉，而且还是社会健康的基石和保证。因为家庭是社会的细胞，只有家庭健康了，社会才能健康；家庭安定了，社会才能安定；家庭幸福了，社会才能幸福。现实中要做到家庭和睦、夫妻恩爱、敬老爱幼、其乐融融不是很容易的。一是因为大千世界物欲横流诱惑多，使人容易迷失方向；二是家庭是一辆精细复杂的两驾、三驾马车，不是单枪匹马，因此，一般的骑手是不能胜任的，家庭健康需要智慧、高明的骑手。

当前，一些家庭幸福度不高，而离婚率却年年增高，离婚速度越来越快，有些家庭虽未解体，但并不幸福。因为双方没有感情，即使有感情也没有爱情，即使有爱情也不甜蜜，总之，处于家庭健康的低水平状态。

什么原因呢？

有人认为是社会日益复杂、节奏快、压力大，使人心烦意乱；有人认为是思想开放、观念超前、生活自由化、品位多样化，或者干脆就是钱闹的，男人有钱就变坏。其实，这些只是表面现象，真正的深层次原因是爱的错位。

西方有句谚语："爱情是盲目的，结婚是赌博，家庭是坟墓。"研究表明，人一旦恋爱，智商立即下降，爱得越烈，智商越低。一些显而易见的缺点，在恋人眼中不仅视而不见，反而当成优点，难怪情人眼里出西施。而婚姻呢？是赌博。因为不知道今后结局如何，谁知道热热闹闹的婚礼和蜜月能持续多久？家庭呢，则是坟墓。一结婚成家就进入保险箱了，便各自回归到原来的基线，卸下面具，还原本来面目。真没想到，"白雪公主"原来相貌平平，"白马王子"竟是一介凡夫。

亚里士多德说："人是理性的动物。"但理性的爱情却很难做到，恋爱前要先问问自己：我懂得什么叫爱情吗？什么叫心灵素质吗？什么叫家庭责任吗？我能知人识人吗？如果不懂，则千万别着急，不然，一头扎入爱河，必是凶多吉少，苦海无边，后悔就晚了。

对家庭来说，爱首先是奉献、是付出，不是获得和索取；爱是心心相印，不是等价交换；爱是天长地久，不是一朝拥有；爱是相依为命、相濡以沫的真情，不是朝三暮四、拈花惹草的花心。眼下流行的时尚是看重外在的身高、相貌、三围、车子、房子、票子，而轻视内在的心灵、素质、气质、品位，那么爱就显得错位了。因为，这些看不见的内在素质才是家庭健康和人生幸福的真正基石。本末倒置、基石不稳的爱，有如沙滩盖楼，前景可想而知。好比穿鞋，不必一味追求最漂亮、最昂贵、最新款、最流行的，而应当是最适合自己特点的，穿着行走最舒适的。婚姻不是给别人看的，婚姻是不能攀比的。不要找条件最好的，而要找适合自己的。林黛玉尚且说："不求玉堂金马登高第，但愿高山流水遇知音。"更何况 21 世纪的现代青年呢！

家庭健康有"三宝"

家庭健康有"三宝"：话聊、牵手、爱窝。

1. 话聊

话聊是谈心、交流和沟通。话聊的威力很大，几乎家中一切矛盾、隔阂、误解、猜疑都可消除；可以使家庭成员亲密无间，产生巨大的幸福感。说起话聊真奇妙：一聊双方误解消，二聊大家心情好，三聊能治血压高，肿瘤糖尿都见效。话聊舒解郁闷气，话聊提高抵抗力。天天话聊三四起，家家快乐甜如蜜。

话聊不光是用嘴说话，实际上是在用"心"交流，用"情"沟通，有心，有情，才能有好心情。国事家事天下事，柴米油盐酱醋茶，生活趣闻，花前月下，都能促进了解、磨合、包容和共鸣。

2. 牵手

人不但有生理、心灵饥渴，还有皮肤饥渴。皮肤渴望接触。和相爱的人皮肤接触后，通过生物电传导，肌肤相亲，心灵感应，体内放出健康保护激素内啡肽，使人容光焕发，心情宁静愉快，全身免疫力提高。手牵手的保健作用远远胜过昂贵的化妆品和美容霜。

我们发现一个现象，"海归"的夫妇或者是外国夫妇散步时会手牵手，而国内呢？大多数夫妻散步时都相距半米到一米，有的男的在前边走，女的在后边跟着。其实，我们应该提倡牵手。因为"早起出门牵牵手，身心愉快向前走；晚上回家牵牵手，一天劳累无忧愁"。但是千万不要牵错手，牵着小蜜的手，心儿就颤抖，牵着情人的手，血压往上走，这样动脉硬化会加快，寿命会缩短。

3. 爱窝

甜蜜的爱窝从社会学、生理学、心理学上讲都是家庭健康的重要法宝。家庭这个爱窝最核心的是夫妻间有一种非常和谐、有利健康的性爱，性爱应是夫妻间第一等的补品。性爱既是一种科学，也是一种艺术。我国著名医学大家吴阶平院士说：不但要对青少年进行性教育，还要对成年人和老年人进行性教育。性教育不光包括生理的，还有心理的和更重要的伦理的教育。

家庭幸福"三碗面"

有一位先生很苦恼地跟我说："我结婚已经18年了，去年孩子考上大学离开了家，3室2厅的大房子，只剩下我们两人，生活中突然多出来一大片空白，不知道如何去填补。以前忙着工作和照顾孩子，日子过得也还好；现在，两人面对面，感觉无话可说了，说出来的话也总是没好气，索性就相对无言。难道我们的后半辈子就这么平淡无味地过下去了？前半生我们一起奋斗，同甘共苦，想想，她也很不容易。我很想把我们的生活搞得有滋有味，俩人都开开心心的，可又不知怎样去做才好。"

其实，幸福的婚姻没有模式，只要心里都还装着对方，就不愁让平淡的生活充满情趣和温馨。河南人爱吃面，这里，我给你做"三碗面"，吃好这"三碗面"，婚姻幸福也就不会太远了。

第一碗面是"脸面"，就是通常说的面子。夫妻间的矛盾再大，也要牢记顾及对方的面子。许多人都会在与别人相处时照顾到别人的面子，但在家里有的人就忘记了这一点。尤其是对配偶，错误地认为夫妻间应该有什么就说什么，都是家庭私事对方会理解。其实什么事都有个度，面子问题也是如此。在公共场合，夫妻间更要注意面子，否则好心也得不到好结果。

第二碗面是"情面"，就是要适时地表露自己的情感。许多人都说自己是老夫老妻了，不可能像谈恋爱时那么多甜言蜜语。这也确是实话，但是，夫妻生活如果不经常注入新的情感，也会从平淡走向遗忘，甚至变成相互厌倦，由此而分道扬镳。因此，夫妻应经常别忘了关心对方，要常说声"谢谢"，以暖人心。别忘了婚后也要"谈恋爱"，感情也是有付出才有收获的。

第三碗面是"门面"，夫妻要经常注意对方的衣着打扮，营造活泼舒适的家庭氛围。衣装整洁会感染对方情绪，家庭居室的摆设也能影响人的精神状态，所以夫妻间应在穿着打扮上，为对方提出好的建议。夫妻感情和睦能促进肌肤的保养，反过来，夫妻外表的整洁美观也会增进感情的融洽。

男人不累　家和似金

男人是强者，是家里的顶梁柱，既要发展事业，又要照顾妻儿老小。带上这些光环后，男人也会变成"难人"，整天戴着假面具生活，不爱说话、不爱回家、不爱说好话，导致英年早逝的例子不断发生。

男人其实最脆弱

当今社会生活紧张，工作繁忙，压力大，节奏快。可以说每个人都感到做人很难，做女人难，可是作为男人呢？那更是难上加难啊！

男人的真实处境到底是怎样的呢？信手拈来列举几项：女性企图自杀人数是男性的 2 倍，但男人自杀身亡者是女人的 3 倍；40 岁以上男性性功能障碍者达五成以上，且有不断攀升之势；男性医疗就诊率较女性低 28％……当然，还有更多隐而未现或难以量化的数据和趋势现象。

多少年来，中国社会给男人制定了不少"条文规定"，效果比法律条文毫不逊色，诸如三十而立、四十不惑……这些来自民间、一代一代沿袭下来的说法，其影响深入人心，将那些为人生有所设计的男人逼得要撞墙。在上有老、下有小，前有上司、后有老婆等重重压力下，他们不能干这不能干那，他们的许多选择就变得如数字逻辑般循规蹈矩。所谓的"三十而立，四十不惑"已经变成了"三十而栗，四十不活"了。

根据社会学家统计，建国初期，男人比女人的寿命长 3 岁；到了 20 世纪 60 年代，男女的寿命基本上持平了；70 年代，女人的寿命比男人反而长了 1 岁；80 年代，女人的寿命要比男人长 2 岁；到了 90 年代，女人的寿命比男人长 4 岁了。照这个趋势发展下去，21 世纪的男人就没有活路了。

男人长寿有障碍

人类文化制造了"男子优越"的种种神话，男人为此付出了不可估量的代价，使男人死得越来越快，寿命相对于女人来说也越来越短。在我国男性比女性短寿 4 岁，在日本短 6 岁，在俄罗斯短 13 岁。

男人的寿命比女人短，为什么呢？单从医学角度上是解释不了的。最终社会学家通过社会调查得到了答案。男人比女人寿命短，有四条理由：男人有泪不轻弹、男人有话不爱说、男人有病不去看、男人有家不爱回。

1. 男人有泪不轻弹

"男儿有泪不轻弹"、"女人才爱哭鼻子"，女人的眼泪让人同情，男人的眼泪让人反感。女人难受可以哭，女人越哭越显得小鸟依人。男人一哭不是窝囊，就是废物，所以男人不敢哭。

110

2. 男人有话不爱说

为保持男子汉的形象和在竞争中取胜，男人在互相交往中总是保持高度警惕和戒心，难于开诚布公，生怕暴露自己的缺点和弱点，变得封闭和孤独。有苦不爱说，叫"打碎了牙往肚子里咽"。

3. 男人有病不去看

国家统计局有个数字，同一种病，男人去看医生的比女人少 40%。男人有病拖着、扛着、挺着，实在不行了才去医院，去了才发现——晚了。

4. 男人有家不爱回

对现在的许多男人而言，下班就回家像是一种无能的表现，所以他们中的许多人更愿意下班后在外面玩儿，在酒吧里度过夜晚的时间。

男人不妨改变自己

各位男士不妨从一天的生活开始，试着改变一些习惯。不开车，不坐车，步行去单位；抽出一两个小时去医院做一次体检；午餐时把肉换成蔬菜；工作时少抽一根烟，做做健身操；取消晚上的酒宴，回家和妻子共进晚餐；多进厨房帮妻子洗洗菜，做做饭，练会几个拿手菜和妻子共享；少看一集连续剧，和妻子下楼散散步；不去想烦心事，让自己开怀大笑。

前苏联总理柯西金，家里来客人都是他亲自下厨房做菜。男人下厨并不寒碜，有些人放不下架子，不行。男人要学会角色转换，在外是局长，回家是丈夫、爸爸、儿子。为了家庭健康，男人应该扮演好自己的角色。

男人三"不"要不得

男人不爱回家、不爱说话、不爱说好话是不利于家庭健康的三大"不"。

男人只要不爱回家，问题就多了，人家是归心似箭，你却不爱回家，这个家的前院后院迟早要着火。

回家后不爱说话，话很少，有心事也闷在心里不说，问他也不说，就是烦、烦、烦，没有交流就会误会多，误会导致矛盾，鸡毛蒜皮也会星火燎原。

不爱对妻子说好话。其实说好话，真诚地赞美对方是一种宽阔的胸怀和优良的品德。家庭特别需要夫妻间相互真诚的赞美。因为夫妻间不是主人和仆人，而是情人与爱人，不是一人支配，而是互相支持，这样，相互赞美就是家庭的滑润剂、进步的助推器和持续发展的动力。

男人也有更年期

科学研究发现，男性大约从 30 岁开始，身体的生殖系统机能便开始退化，睾丸产生的雄性激素就会慢慢减少。当男性雄性激素下降到一定程度时，便会出现暴躁、抑郁、疲倦、性欲减退等症状，这便意味着男性进入了更年期。

男性进入更年期后，身体健康状况会大不如从前，性功能出现障碍，记忆力变差，工作效率低，加上饮食营养不平衡导致肥胖，过多的脂肪堵塞了血管，高血压往往又推波助澜。男性在更年期的时候往往又是压力最大的时候，在单位是骨干，常常为了事业疲于奔命；在家里是顶梁柱，一家老小需要照顾。这时的男人还会比较多疑，怀疑周围的人算计自己，怀疑妻子不忠，以致出现不健康的心理状况。据媒体报道，在竞争激烈的日本、中国台湾等地，50 岁左右的男性自杀率呈明显上升趋势。

健康出路在身边

"男人四十，十面埋伏"，压力这么大，负担这么重，怎么办呢？唯一出路是女人和书。

这话是孙中山先生说的，上个世纪20年代，孙中山先生在日本，有位日本朋友问他："您是一个伟人，我想问一问，您平常最喜欢的是什么？"孙中山说："我最喜欢两样，第一是书，第二是女人。"

为什么这样讲呢？书是什么呢？书是知识的源泉，精神的食粮；书是人生的指南，进步的阶梯。如果一个人能好好读书，书能成为人生永恒的朋友。具体来讲，书能使人明白世界，有正确的思路，有了思路，就有出路，有了出路，就有前途。一本好的书，好似一把好的钥匙，改变你的命运，让你走向光明。所以，书是良师益友。

还有一个是女人。汉字结构很巧妙，"女"加"子"等于"好"，即一男一女在一起，事情就美好，常言道：男女搭配，干活不累。

女人如水　家庭和美

一个完整、美满、健康的家庭，离不开女人的辛苦操劳。她们既要努力工作贴补家用，又要照顾一家老小的生活起居；既要调解老人小孩儿的心情，又要培育夫妻间的感情。

女人是主人

一个美好理想的家庭应当是这样：男人是中心，女人是核心；中心主外，核心主内；中心是主体，核心是灵魂；中心保护核心，核心维护中心；中心是"院长"，核心是"书记"；心心相印，心灵默契。这样的家庭结构有什么好处呢？男主外，女主内，扬长避短，相辅相成，是完美的黄金组合。当然这是一般规律，少数相反的也是正常。

"女人是主人"，并非指女人主宰一切，更不是说男人是附属品，而是指在今天这个以男性为主导的社会里，在家庭中，女人应当是主人，是主心骨，是主持家政、安排家务的角色。这样的家庭最美满，男人回家后省心舒心，幸福"性"福，男人不再是"难人"，既解放了妇女又解放了男人，各司其职，又各得其所，家真正成了"沙漠里的绿洲，生活中的港湾，人生的驿站，夫妻间的心理诊所"，男人就一定爱回家了。

女人最有影响力

人生三驾马车：事业、家庭和健康三者缺一不可，但实际上三者的平衡和协调才是最重要的，而在这一点上离开了女人是不可能做到的。家庭健康的核心是女性健康。

有古谚语说："摇摇篮的手统治着世界"，"每一个成功的男人背后都有一个女人"。世界首富比尔·盖茨说，他的成功要感谢三位女人：母亲教给他自信自强，初恋女友给了他思维启迪，妻子给了他爱心和慈善。一位享誉世界的国学大师、书法家说，他要永远感恩他的母亲、姐姐和妻子。不要以为女人的肩膀永远是柔弱的，恰恰相反，她们比钢铁还坚强。战功显赫的"中国夏伯阳"徐海东大将，号称"徐老虎"，曾9次负伤，而一次次以惊人的勇敢和镇静把他从死神手中抢回来的人就是他的妻子周东屏。前苏联远东军区卫生部长曾以崇敬的心情赞叹说："徐将军活下来是医学上的奇迹，夫人的照料太伟大了，真了不起。"徐海东曾写《赠东屏》一诗："尊我护我细用心，养儿育女劳其神。宾客来至盛情待，贤妻良母好心人。"

男人的健康更是离不开妻子，宋庆龄曾引用一句阿拉伯谚语"教育好一个男人只是教育好了一个人，而教育好一个女人就是教育好了一个家庭"来说明女主人的作用。女主人生活方式健康，全家生活方式就健康。健康的四大基石，样样离不开女主人，尤其是合理膳食，一日三餐，营养搭配，口味咸淡，操纵餐桌大权的主要是女主人。因此一个家庭膳食的合理与否也就取决于女主人。戒烟限酒，女人最有影响力，也超过其他宣传力量。心理平衡也是女人的强项，她们的一句问候，一个关照，一个体贴，心灵默契，能使男人早上"神清气爽往前走"，晚上"一天劳累无忧愁"。而女主人的牵手使你心情愉快，青春常在。正是"相逢借问留春术，美满和谐比药好"。

精心培育真感情

任何两个正常的男女在一起，都会有激情，这个激情很强烈，也很动人，但时间很短，激情很容易消退，要及时培育起爱情，爱情不能用月记而应用年记，三年五年，很少超过十年，爱情慢慢就会消退。当爱情消退了的时候，就应该培育亲情。

激情像鲜切花，爱情像盆栽花，亲情像松柏树。亲情不会从天上掉下，亲情需要有阳光、空气、水的精心培育。阳光就是话聊，空气就是牵手，水就是爱窝的滋润。有了亲情之后，家庭日益稳固，感情日久弥坚。一些七八十岁的老年人，相依相伴，老太太满头白发，满脸皱纹，但老先生推着轮椅，精心照料，知冷知热，给她盖上被子，这种温情最能感人。

做母亲使女性更聪明

女人在怀孕过程中，因为激素分泌水平的不同，所以和没有怀孕时完全不同，她的智慧、能力会有很大提高，不做母亲，就没有这种体验和感受。

2002年11月，美国发表的研究成果表明，做母亲会使女性更聪明，并且有利于防止她们在老年时患痴呆症。因为在妊娠过程中，女性在大脑中产生了保护性激素——即甘愿为幼子奉献生命——表现在大脑中是基因的变化。

现在，许多年轻人追求"丁克"家庭（即夫妻双方均有收入而没有子女），似乎很时髦。但我认为，从大的方面说，违背社会进化规律；从小的方面说，是一种落后、陈旧、自私、不科学的行为。这并不是时尚。

精心呵护"女人花"

女人四十，正如人生的十字路口。40 岁以前，女性各种生活方式病相对较少；40 岁以后，发病明显上升，尤其到了 50 岁更年期，由于卵巢萎缩，雌激素、孕激素等大幅减少，带来一系列植物神经、内分泌和心理紊乱，包括高血压、骨质疏松、动脉粥样硬化增多。以急性心肌梗死为例，流行病学研究表明，50 岁以前，男女发病比例为 4～5：1；50～59 岁则约为 3：1；60～69 岁约为 2：1；而 70 岁以上，几乎是 1：1。说明更年期后，女性患病率上升明显加快。因此，这时的自我保健就显得格外重要，格外紧迫，因为这关系到女人 40 岁以后，是仍然靓丽如花还是迎来一场噩梦？是健康快乐百岁，还是提前病理死亡？也就是：女人四十，是花？是梦？任由选择？

女人如花，花有生命和代谢，花需要浇水和呵护。如果自身素质好、心态平和、慈爱宽容加上爱人的细心关爱、精心呵护，那么女人的生命之花能盛开百年而不衰，历经第一春、第二春而不败，"更年期"不是人生的障碍，而成了"更年轻"。相反，如果内外因素都不好，女人花很容易只是昙花一现，转瞬间，黄花少女变成了黄脸婆，不到更年期，年龄还在第一春，红颜少女却已是外貌"人老珠黄"，内心更是"白头宫女"。女人四十，是花？是梦？关键就是双方的理念心态和生活方式了。健康和幸福的钥匙就在自己的手里。关爱家庭、家人和自己，用爱使家园永远芬芳，莫让鲜花变成干花，干花变成塑料花。

第6章

多做"启明星" 不当"白骨精"

- 最新的调查发现，知识分子的平均寿命比 10 年前下降了 5 岁，仅为 53 岁，比全国平均寿命则低 17 岁，中年知识分子死亡率更是超过老年人 2 倍，死亡年龄段多为 45～55 岁。

- 长期在办公室做文字工作或经常操作电脑的人容易视力下降，每星期吃 3 根胡萝卜可预防此症。

- 如果有吸烟的习惯，每天应多吃胡萝卜、柿子椒、青葱、菠菜和橙黄色的水果等，或者早饭补充点维生素 A、维生素 C 和无机盐，这样有利于减少患心血管病、肺癌和呼吸器官疾病的危险。

健康观念　是非分明

生活中的许多问题，既出乎人们意料，却又值得后世警醒。比如，文化越来越高，但寿命越来越短，而且英年早逝的例子一个接一个发生。面对这些健康问题，我们应该树立正确的健康观念，即便再忙也要锻炼身体。

文化虽高寿命短

某市政府做过一个调查，机关里健康状况最差的是中年人，但他们却以工作太忙为借口极少请假看病，经常到医务室理疗、开药的老年人总体健康状况反倒优于中年人群，那些中年人平时看起来好像没事，个个都是 10 年、20 年没病过，但一病倒全是大病、重症。

最新的调查发现，知识分子的平均寿命比 10 年前下降了 5 岁，仅为 53 岁，比全国平均寿命则低 17 岁，中年知识分子死亡率更是超过老年人 2 倍，死亡年龄段多为 45~55 岁。

1. 吓一跳——检查发现癌症已晚期

广州某文化事业单位今年初先后有 2 名中年干部发现患了癌症，今年 5 月的单位年度体检参检率高于历年。不检不要紧，一检吓一跳。600 多名知识分子员工心电图异常的达 28％，包括心肌劳损、高血压、冠心病等异常，比去年增加了 1 倍。这次体检新发现了 3 例晚期癌症患者，全部是 45～55 岁的中年骨干，有的癌症已经转移。

2. 让人忧——七成在职人员亚健康

公务员、新闻工作者、教师、科技人员，这些行业里，中年知识分子的健康问题到了令人十分担忧的地步：科技人员在 35～55 岁就英年早逝的比例偏高；在死亡的新闻工作者中，死亡年龄段高度集中在中年人群，40～60 岁这个年龄段占 79％，平均死亡年龄为 45.7 岁。而在职人员健康者仅为 18％，患病者为 9％，其余不同程度处于亚健康状态。亚健康的表现大致有身体乏力、睡眠不稳、记忆衰退等。

3. 太操劳——近五成人生病还上班

长期习惯于吃苦、奉献，从轻伤不下火线到带病工作，最后直至倒在工作岗位上，过劳是导致中年知识分子健康恶化的主要原因。一份针对新闻工作者的调查显示，61％的人没有享用国家规定的每年一次的公休假，而生病时有44％的人照常上班。

英年早逝错错错

近年来，不断有教授、学者和商界精英猝然辞世，他们的年龄都在35～60岁之间，英年早逝是这个社会的"痛中之痛"，已成为当今的流行病。这种病一错是自己流血，二错是亲人流泪，三错是国家人才浪费。

英年早逝谁之过？个人对健康生命的漠视和糊涂是主要原因，但社会因素也不可忽视。男人四十，十面埋伏。在一个处于转型期的社会，物欲日盛，急功近利，人们思想浮躁，心情烦躁，工作急躁，整个社会处于阴虚阳亢的状态，反映到人的生物体内，必然导致交感神经与副交感神经的功能失调，造成一系列亚健康和生活方式疾病。

中年压力，原因不同。有因重任在肩，出于高度责任心的；有因学术研究，出于执著事业心的；有因利益驱动，出于利欲熏心的；还有纯因病于无知，死于无心的。但不管原因如何，结局都一样：

失去了健康，错错错；失去了生命，痛痛痛。

在这阴虚阳亢的社会状态中，一定要记住一位哲学家的谆谆教导："少做多活是多做，多做少活是少做；横批是实话实说。"列宁曾说过："谁不会休息，谁就不会工作。"《圣经》里有句精辟的话："赢得了世界，却失去了自己。"按理说，这妇孺皆知的简单道理，白领精英们能不知道吗？但人性的弱点"知道，做不到"，"语言的巨人，行动的矮子"，就恰恰突出表现在对待健康上。

公务员平均"老"五岁

上海市体育科学研究所对本市公务员进行的体质监测显示，25～44 岁的公务员监测年龄竟比实际年龄大了 5 岁，原因是长期静坐，缺乏锻炼。为此，建议每个公务员可以购买一张健身卡，"强迫"自己参加锻炼和体质测试。

体质监测结果显示，半数以上的公务员日常生活和工作中的静坐状态超过 5 小时，其中三成甚至超过 7 小时，而从不参加体育锻炼者超过 60%。他们中多数上下班以车代步，能乘电梯就绝不走楼梯，一回家就坐沙发。其中 63% 的公务员一整天都走不上 10 分钟的路。公务员们肌肉力量因此普遍不佳，16％的人状态极差，只有5％优秀。

多数公务员已处于亚健康状态，体重超重、肌肉无力、心肺功能差，精神状态不佳。建议公务员们应该多动少坐，多锻炼身体，如没有时间运动，上下班可步行一两站路，双休日可举家出游。

好干部要有好身体

全心全意为人民，鞠躬尽瘁，是人们意识里好干部的标准。现在我国的公务员在政治、业务、学历等各方面素质都有很大提高，但健康意识和健康素质却提高不多。

生活节奏越来越快，工作比原来紧张了，一些慢性病和影响身心健康的疾病越来越多地影响着公务员的健康，如糖尿病、冠心病、高血压、肥胖、癌症、抑郁症等等。而更多人处在亚健康状态，各种与公务员工作相关的病症不断涌现，如"空调病"、"办公室综合征"、"慢性疲劳综合征"等。

不少优秀的公务员，甚至高级干部倒在了工作岗位上。他们正值为人民工作的好年龄，但却过早地离开了人世，这不仅给家人带来了痛苦，也给社会带来了很大损失。最值得反思的是，很多公务员患病，甚至死亡，都是可以预防和避免的。他们总是吃苦在前，等到自己身体不舒服时已经来不及了。

好干部是党和国家的财富。如果平时能多积累一点健康意识，减少不必要的伤害、不必要的疾病，注意饮食、注意锻炼，保持平衡的心态，就会养成一个良好的健康生活方式，这些不仅不影响工作，还会帮助你成为一名出色的国家公务员！所以要大力提倡健康，宣传健康新观念，健康快乐100岁，天天都有好心情。

扬长弃短　事半功倍

生活中有很多危险的生活方式，对身体是百害而无一利。我们只有认识到这些，并积极努力地改正，才会拥有健康的身体。

这样忙不是福

"忙忙忙，忙到白了头"。忙碌的白领阶层在"金钱"与"健康"的物物交换中，损失掉的是什么呢？他们究竟选择什么样的方式来对抗忙碌的工作和生活？有哪些危险的生活方式值得警惕呢？

1. 极度缺乏体育锻炼

在932名被调查者中，只有96人每周都固定时间锻炼，68％的人选择了"几乎不锻炼"。这极易造成疲劳、昏眩等现象，引发肥胖和心脑血管疾病。

2. 有病不求医

调查显示，将近1/2的人在有病时自己买药解决，有1/3的人则根本不理会任何表面的"小毛病"。许多上班一族的疾病被拖延，错过了最佳的治疗时间，一些疾病被药物表面缓解作用掩盖而积累成大病。

3. 不主动体检

932人中，有219人从来不体检。

4. 不吃早餐

因为工作节奏加快，吃上符合营养要求的早餐已经成为办公室白领的奢求。被调查者中，只有219人是有规律、按照营养要求吃早餐的。不吃早餐或者胡乱对付几口成为普遍现象。

5. 与家人缺少交流

有超过 41% 的办公室人群很少和家人交流，即使家人主动关心，32% 的人也常抱以应付的态度。在缺乏交流、疏导和宣泄的情况下，办公室人群的精神压力与日俱增。

6. 长时间处在空调环境中

在上班时，超过七成的人一年四季除了外出办事外，几乎常年窝在空调房中。"温室人"的自身机体调节和抗病能力逐渐下降了。

7. 常坐不动

被调查者中，有 542 人的工作习惯是一旦坐下来，除非上厕所，就轻易不站起来。久坐，不利于血液循环，会引发很多新陈代谢和心血管疾病；坐姿长久固定，也是颈椎、腰椎发病的重要因素。

8. 不能保证睡眠时间

有超过六成的人经常不能保证 8 小时睡眠时间，另有 7% 的人经常失眠。

9. 面对电脑过久

31% 的人经常每天使用电脑超过 8 小时。过度使用和依赖电脑，除了辐射外，还使眼病、腰颈椎病、精神性疾病在办公室群体中十分普遍。

10. 三餐饮食无规律

有超过 1/3 的人不能保证按时进食三餐，确保三餐定时定量的人不足 1/2。

上班族要会吃

上班族，尤其是"金领"一族要学会吃，从而远离"亚健康状态"。

商务餐远离生猛海鲜。烤涮生猛海鲜成为一种饮食时尚，三文鱼刺身、鲈鱼、马哈鱼、蛇、蟹等成为招待客户、朋友的佳肴。但是，由于这些食物中存在寄生虫和细菌的概率较高，加之过于追求味道的鲜美，烹调不够充分。当人们美美地品尝那些生猛海鲜时，殊不知已经病从口入。

长期在办公室做文字工作或经常操作电脑的人容易视力下降，维生素 A 可预防此症。每星期吃 3 根胡萝卜，就可保持体内维生素 A 的正常含量。整天呆在办公室日晒的机会少，易缺乏维生素 D 而易患骨质疏松症，需多吃海鱼、鸡肝等富含维生素 D 的食物。

饮酒有利有弊，每天饮用 20～30 毫升红葡萄酒，可以将心脏病的发病率降低 75%，而饮啤酒过量将加速心肌衰老，使血液内含铅量增加。

食物也可稳定情绪，钙具有安定情绪的作用，能防止攻击性和破坏性行为发生。脾气暴躁者应该借助牛奶、酸奶、奶酪等乳制品以及鱼干等含钙食物以平和心态。当人遇到巨大的心理压力时，所消耗的维生素C就会明显增加。因此，精神紧张的人可每天吃3～5枚鲜枣以备足够的维生素，应付紧张的工作环境。

疲劳的时候不宜将肉类、蛋类等大吃一通。因为疲劳时人体内酸性物质积聚，而肉类食物属于酸性，会加重疲劳感；相反，新鲜蔬菜、水产制品等碱性食物能使身体迅速恢复，如有条件，洗个热水澡，能使人精神焕发，解除疲劳。

如果有吸烟的习惯，每天应多吃胡萝卜、柿子椒、青葱、菠菜和橙黄色的水果等，或者早饭补充点维生素A、维生素C和无机盐，这样有利于减少患心血管病、肺癌和呼吸器官疾病的危险，当然戒烟是最利于健康的了。

骨质疏松逼近中青年女性

传统的观点认为，骨质疏松症与更年期和衰老有关。然而，最近越来越多的病例证明，骨质疏松已经开始逼近三四十岁甚至二十多岁的女性。

骨质疏松为什么提前"光临"中青年女性了呢？

首先，不晒太阳。多晒太阳能促进身体里钙质的吸收，如果一味追求"白雪公主"，就会导致骨质疏松的提前到来。

其次，偏食。许多女性把保持苗条身材作为一生的奋斗目标。所以将一切与脂肪沾边的食品统统拒之门外，长此下去，骨骼怎么能结实呢？

再次，不运动。虽然现在很多女性都开始关注运动，关注健康，练舍宾、瑜伽，进健身房，但有相当一部分人是为了减肥。而且快节奏的生活使人们以车代步，以坐电梯代替爬楼梯，以短信、上网、电话代替上门拜访。辛苦紧张的工作换来的是晚饭后一动也不想动了。

还有就是咖啡不离手。许多女性，尤其是用脑多的白领女性，常常咖啡不离手，每天都要用咖啡提神，这也为骨质疏松埋下了伏笔。喝咖啡会导致钙质流失，如果补充不足，身体就会动用骨钙，久而久之，骨质疏松也就出现了。

开车一族早衰老

一般，人在 45 岁以后，腿部的衰老会有明显表现，"驾车族"则可能会更早一点。对于下肢衰老的"驾车族现象"，运动医学专家建议，"驾车族"必须多参加运动。健身最好选择参加全身性的、大肌肉群参与的运动，如跑步、爬山、跳绳等。年轻人还可以通过器械来锻炼，进行负重练习、跳有氧操或打球。年纪大的可以进行太极拳、交谊舞、快走、骑自行车等运动。

长期以车代步的人还会由于缺乏运动和应有的锻炼，造成颈、肩、背、腰等处局部肌肉、韧带组织的过度劳损，久而久之，很容易演变转化成颈椎病、肩周炎、腰椎间盘突出症等骨关节疾病。缺乏运动的人，其高血压、动脉硬化、心脏病等心血管系统疾病的发病率也大大高于经常参加体育锻炼的人。此外，还会造成机体的免疫系统功能偏低，缺少抵御病菌和病毒的能力。

如果"驾车族"一天中无法保证一定的活动时间，对身体危害很大。因此，运动医学专家建议，"驾车族"应保证每天有半小时的运动锻炼，以便有效补充"肌肉饥饿"所造成的不足，从而维持人体正常的肌肉功能和心肺功能。

出租车司机三"超"最危险

出租车司机，工作量大，工作时间长，非常劳累，吃饭又不规律。很多出租车司机每天至少开十几个小时车，工作量非常大，相当于大货车超载；开车时候一会儿红灯，一会儿绿灯，又常常堵车，精神紧张，压力大，像是大货车超速；有的人夜里继续工作，又超累，三个"超"都有了。对于他们来说，三个"超"最危险，是造成中年猝死的罪魁祸首。

出租车司机的工作时间就是长。怎么办呢？第一，再忙，充分休息要保证。任何人违背了生物钟的规律，都是不行的。过去曾经做过一个实验，让动物得心脏病。给老鼠、猴子装上心脏起搏器，它们的心脏本来跳 60 下左右，给它们弄成 120 下。结果三个礼拜，全得心脏病死了。所以说，超速超累谁都不行。第二，多喝水。实际上，出租车司机不爱喝水，主要是不敢喝水，因为怕找不到厕所。但是多喝水对于降低血液黏度，防止肾结石，促进血液循环很有好处。所以，为了少得病，还得多喝水，充分保持身体水分。第三，尽量不要扰乱生物钟节律。人是肉做的，谁违背了，结局一定不会好。最后死了，得不偿失。

办公室内做运动

现在咱们坐办公室的，天天伏案工作，很累，在电脑前工作一天下来，结果颈椎病、肩周炎、腰痛腿痛全来了。这些病的根本原因是缺少运动。那怎么办呢？很简单。每工作 2 个小时，上午 10 点钟，下午 3 点半，做做运动，有 5～10 分钟就可以了。

我们经过研究发现，所有颈椎病都是因为肌肉固定一个姿势，毛细血管闭塞，造成肌肉、韧带、骨骼的损伤。只要让毛细血管打开，血液改善，什么病都没有。这个运动很好记的，就两句话。

第一句话：你拍一，我拍一，一直拍到七十七。

意思是右手拍左肩，左手拍右肩，能伸多远伸多远，一直拍到七十七次。这个动作，如果是年轻人，从后面拍更好。老人从前面拍也行。这样做，马上血液循环就好。

第二句话：深呼吸，下蹲起，10点10分去看戏。

深呼吸，一种叫胸式呼吸，一种叫腹式呼吸。用腹式呼吸可以锻炼横膈下来。我们平时呼吸，每一次吸入呼出空气500毫升。一次深呼吸就有2500～3000毫升。这个深呼吸，一次就有7～8次平时呼吸的量。更重要的不仅是氧气多了7～8倍，而且横膈一下降，胃、肝、脾、肠等得到温和的按摩，改善肠胃功能，胆结石等也全没有了，还能保护内脏。

下蹲起，就是站起来再下蹲，蹲下去再站起来。你每天就先做三五次，以后做8～10次，到最后，也许能做15～20次。人在下蹲站起的时候，体位变化，对交感神经、副交感神经是最好的锻炼。交感、副交感神经一好，以后你突然一下站起来就没事了。上厕所蹲着，一下子站起来也没事。头晕头疼脑袋发蒙也没有了。

10点10分，是指双臂向身体两侧伸开，和地面平行，类似钟表9点15分时时针与分针的位置；然后双臂同时向10点10分的位置抬起，再回落9点15分的位置。重复这个动作，连续做20～30次。

你这么练以后，腰肌、背肌、胸肌、颈部肌肉都得到锻炼。

去看戏，意思是：小时候在农村，墙很矮，隔壁在演戏，你想看戏的话就得把脚踮起来，伸长脖子。保持这个姿势几秒钟，之后再反复去做。这样一锻炼以后，肩部、颈部、脚部等部位的肌肉都能得到锻炼。

劳逸结合　成就事业

为了获得成功，人们总是以牺牲自己的健康为代价。即便最后成功了，而身体的健康却一去不复返。所以我们要像心脏一样工作，努力不过力，拼劲不拼命；对比不攀比，适度不过度。

向大领导们学习健身

我在中央电视台《实话实说》做节目，有位男士站起来问我，洪教授你讲得很好，但我有一个问题。我倒是很想运动，我是个白领，工作非常紧张，根本没有时间运动，你说我该怎么办？

我对他讲，今天的社会正处在大发展时期，大家都很忙，我自己也很忙。但我们再忙，能忙得过邓小平同志吗？他70多岁时主持中国改革开放，日理万机，可他还每天坚持走路，还经常游泳，还能打打桥牌，还能抽时间和小孙女一起锻炼身体；我们再忙，能忙得过担任美国总统时的小布什吗？他每天能运动1小时！他跑5公里才用21分钟多，比我们大学生跑得还快。他与夫人每天话聊2小时，共进晚餐，还要手拉手、多走走；我们再忙，能忙得过担任新加坡总理时的吴作栋吗？他坚持每天做操和跑步。有一次八国峰会，早上很有意思。布莱尔做操，布什跑步，普京打拳。你一个白领就比人家这些大国领袖还忙吗？

说到底，一个人运动不运动，并不是时间问题，而是观念问题。无论你有多忙，只要你真正能够认识到健康快乐的重要性，你就一定会有时间来锻炼身体。

向心脏学习工作

世上谁的工作方式最好呢？

从高效、低耗、持久、安全四个指标来衡量，冠军非心脏莫属。

1. 心脏的工作：科学加艺术

心脏出色的工作量是惊人的。心脏的重量不到人体重量的 0.5%，约 300 克，但它要负责全身的血液循环供给。心脏每跳一下要搏出血液约 70 毫升，每分钟要搏出近 5000 毫升的血液，每天搏出约 700 万毫升，即约 7 吨的血，相当于心脏自身重量的 2 万余倍！

人们常以为，心脏所以能工作得这么出色，全在于它勤勤恳恳、兢兢业业、不知疲倦、不分日夜的苦干，其实错了，如果真是这样的话，心脏早就累死了，早就"透支健康，提前死亡"了。事实恰恰相反，心脏的工作是非常有智慧、有理性的。

以正常人为例，正常人心率约为 66～70 次/分钟（当然快慢有波动），即每一次心跳为 0.9 秒，其中收缩期（工作）为 0.3 秒，舒张期（休息）为 0.6 秒，即 1/3 时间工作，2/3 时间休息，相当于我们的 8 小时工作制。到了夜间入睡，心跳变慢为 50 次/分钟，这时一次心跳为 1.2 秒，收缩期还是 0.3 秒，舒张期变成 0.9 秒，也就是 1/4 时间工作，3/4 时间休息，心脏自行主张改为 6 小时工作制了。

2. 心脏的精神：敬业不蛮干

心脏还很有理性，能从大局出发，当人体运动或遇到紧急情况时，不用指令，就能马上服从大局，根据需要加快心跳到 150 次或更多，这时每次心跳才 0.4 秒，收缩期 0.2 秒，舒张期 0.2 秒，即相当于 12 小时工作制，心脏毫无怨言，表现出很高的自觉性和主动性。

心脏又是有原则的，这原则就是为了保证生命的长治久安，人体的百年健康。心脏决不蛮干，决不接受"连续工作"的指令，因为连续工作不吃不喝、不眠不睡，等于死亡。再忙都可以，但是必须有休息，可以少休息，但不能不休息。所以心脏在收缩期是处于"绝对不应期"，即不接受任何指令，只有休息后才接受指令，如果指令过早发出，心脏未能充分休息就提前工作，就是临床上的"早搏"。心脏在完成工作后紧接着就要求同样时间的补休，真正做到了公平合理，"有理、有利、有节"，妙不可言。

心脏很敬业，但也懂得自我爱护。比如心脏重量占体重的 0.5%，但用血量却占全身的 10%，这并非自私自利，而是因为工作量大的客观需求，是

140

实事求是的。心脏很自觉，但并非无原则的任劳任怨，当有一支冠状动脉狭窄超过70％，供血明显减少时，它马上发出警告信号——心绞痛，意思是赶紧补救，不然就要出危险。可以说，一切都掌握得恰如其分。

努力拼劲不拼命

上海社科院最新公布的"知识分子健康调查"显示，在知识分子最集中的北京，知识分子的平均寿命从10年前的59岁降到调查时的53岁，这比1964年第二次全国人口普查时北京人均寿命75.85岁低了20多岁。

什么原因呢？最根本的是压力过大。人类在压力下，生物钟被打乱，日夜节律颠倒，抽烟酗酒、通宵达旦，大吃大喝，花天酒地，下了餐桌又上麻桌，加上城市的高楼郁闷、空气污浊，自然就产生一系列生活方式疾病。另外，压力可造成包括从心脑血管病、溃疡病、糖尿病、癌症、心理障碍到头痛、背痛、腰痛、失眠等至少100种以上的疾病。

可是压力又是无时不在、无处不在、人人都有的，该怎么对待呢？这里蜜蜂又是人类的老师了，因为蜜蜂不仅创造了一流的事业，还创造了一流的休闲。

蜜蜂与蓝天为伴，和花儿为友；日出而作，日落而息；起居有时，饮食有节；生活规律，工作8小时；怡然自得，快乐轻松。蜜蜂的生活态度是工作适度，"出力出汗不出血"，因为世上没有免费的午餐，但也没有必要以牺牲健康为代价；勤奋适度，"拼脑拼劲不拼命"，因为不拼就没有成功的光环，但也没有必要以牺牲生命为代价，因为工作是永远做不完的，少了谁都有后来人。

有人认为事业要成功就必须放弃健康，那就大错而特错了，用世界卫生组织前总干事中岛宏博士的话来说就是"死于无知，死于愚昧"了，事业和健康是骨肉相连的亲兄弟，是风雨同舟的好朋友，而决非一对冤家。

对比适度不过度

一项大规模网上调查显示："工作倦怠"正在袭扰着我们的社会。"不快乐"成了流行病，而"郁闷"、"不爽"已成为人们的口头禅。

按说，当前社会财富总量已是大大增加了，但社会的快乐总量却没有同步增加。原因是不少人把钱作为一切行为的最高目标，成了钱的奴隶，有了钱导致了炫耀性消费，而社会的快乐总量与少数人的炫耀性消费无关，反而导致多数人的失落。社会应当追求人们快乐的最大化，真正的快乐与财富有一定的相关，但只有约15％的相关，并主要表现在财富的早期增加阶段，中期与"闲"相关，后期与"健"相关。因为85％的快乐并不是来自物质和感官享受，而是来自心灵、精神层面的，诸如生活态度、观念意志、友情、家庭、人际关系等与闲、健相关的因素。这就牵涉到"物质永远不会人人平等，但生活快乐可以人人平等"的人生本质问题。

只要是盲目攀比，就一定带来痛苦，而且攀比首先伤害自己，即使比尔·盖茨，要是攀比的话，他不如别人的地方要比超过别人的地方多得多，只能暗自生气。相反，对比是理性的，每一个人都是独特的，都是不可替代的，即使穷人，也有许多值得快乐的地方，也还有许多不如他的人，他可以像任何人一样快乐无忧。

生活中许多东西是不公平的，但不要紧，我们最重要的快乐倒是公平的，是人人可以享有的，这不是什么阿Q精神，而是一种智者的心态。

第7章

防病于未然　长寿自会来

• 心血管病患者发病以后要注意三件事：第一件事是千万别紧张，不要动，就地卧倒，越紧张耗氧越多，越动耗氧越多。第二件事，如果你身边有硝酸甘油，马上含在舌头下面；如果有阿司匹林，嚼碎了，服100～300毫克。第三件事要千万记住，一定别自己去找医生，一定要让医生来救你。

• 对心梗病人来说，酗酒、熬夜、压力过大、过劳、情绪激动、紧张以及突然用力、气温过高或过低等因素，都可能扣动"扳机"，对人体健康造成严重损害，甚至引发猝死。

百病之首——心血管病

心血管病是一种常见病、多发病，是当今威胁人类健康的最主要疾病之一，无论发病率还是死亡率均居各类疾病之首。但这个病没那么可怕，因为有研究表明，绝大多数心血管病与遗传无关，而是由后天不良生活习惯引起的。只要病人做到自我警觉、科学预防，心血管病还是可防可控的。

心血管病的十大信号

心血管病的这十大信号，对大家很有帮助，一定要记住。

（1）劳累时感到心前区疼痛或左臂放射性疼痛。

（2）夜晚睡觉时感觉胸闷难受，不能平躺。

（3）早晨起床时，若突然坐起，会感到胸部很难受。

（4）饭后胸骨后憋胀得厉害，有时会冒冷汗。

（5）情绪激动时心跳加快，胸部有明显不舒服的感觉。

（6）走路速度稍快或时间稍长会感到心跳加快、胸闷、气喘。

（7）不愿多说话，经常性浑身乏力。

（8）爬楼梯或做一些原本比较容易的活，会感觉很累，需要歇几次才能干完，而且感觉胸闷、气喘。

（9）经常性胸闷、心慌。

（10）胸部偶有刺痛感，一般1～2秒即消失。

心血管病保健常识

了解所患心血管病的有关保健及治疗常识，明确所患疾病的名称、种类、分级、分期等有关情况，掌握急性发作时的急救方法、注意事项等，对防治疾病十分有效。

1. 患者饮食

心血管病主张低盐、低脂、高纤维素饮食，多吃新鲜蔬菜，合并糖尿病者应严格执行糖尿病饮食。人们喜欢食用的酱菜、腌制食品等，含盐量高，应限制或禁止食用。

2. 工作与生活安排

急重症好转出院后，根据年龄、体力、疾病具体情况妥善安排体育活动及日常生活，避免过度脑力紧张及体力活动，保证有足够睡眠休息时间，劳逸结合，有利于神经和血液循环功能，提高运动耐量，肥胖者可减轻体重。但心绞痛、急性心肌梗死、重症高血压、心律失常等未控制者应限制活动。

3. 血压监测

对于心血管病来说，血压监测十分重要，尤其是高血压患者更应重视，至少每周测量一次。要注意血压的昼夜及生理性变化规律，尽量定时定人测量，学会正确的测量方法及测量结果的判断，并做好血压及相应病情变化记录。

4. 戒烟、限酒

嗜烟、酗酒是常见不良嗜好，它与高血压、冠心病、心律失常、心力衰竭等疾病，尤其与猝死性冠心病密切相关，戒除后发病危险明显减小。

5. 心理保健

心血管病多为慢性疾患，病程较长，可出现多种并发症，对生活质量有不同程度的影响。要正确认识疾病，树立乐观主义人生观，切忌焦躁、紧张、悲观，增强与疾病作斗争的决心与信心。

6. 坚持按医嘱服药

大多心血管病，如冠心病、高血压、心力衰竭等，需长期坚持服药。出院后治疗是疾病整个治疗方案的一个重要部分，特别是高血压患者，血压控制正常后，仍要坚持用药治疗，突然停药会导致停药综合征，可使病情恶化，是十分危险的。

7. 定期复诊

心血管病的定期复诊非常重要，医生将依据您的病情对用药的剂量和种类给予相应的调整。由于心血管内科病用药比较复杂，专业性强。因此，建议您最好到心血管病专科医院和具有心血管病专科门诊的医院复诊。

有了症状别耽误

对于心血管病（包括脑血管病）来说，发病也没关系，就是千万别耽误。如果真的有症状了，就应该及时到医院看病。有一个银行行长，在夜里2点钟感觉胸骨位置非常不舒服，但说不清楚，好像是憋气、呼气困难。当时他本想跟夫人说说，但又想到夫人一天到晚很忙，不好意思去叫醒她。后来要打电话叫单位的车送他上医院，又觉得人家司机也挺累的，不好意思去叫。一直到了早晨 7 点钟，才把夫人叫醒，说很难受。等司机再来把他送到医院的时候，已经是上午 9 点钟了，再一看心肌梗死已经出现了。所以，如果真正出现典型的心绞痛时，到达医院的时间越早越好，原则上在 6 小时之内为好。

发病以后不延误，也非常重要。实际上就是注意三件事，第一件事是千万别紧张，不要动，就地卧倒，越紧张耗氧越多，越动耗氧越多。第二件事，如果你身边有硝酸甘油，马上含在舌头下面；如果有阿司匹林，嚼碎了，服100～300 毫克，这很管用。第三件事要千万记住，一定别自己去找医生，一定要让医生来救你。如果你自己去找医生，上楼、下楼，很危险。

时间就是生命

对于心血管病（包括脑血管病）患者来讲，时间就是生命。上世纪 80 年代一项流行病学研究表明，国外病人得病上医院很快，而我们就很慢，什么道理呢？后来发现其实北京急救车去得也挺快，但是人们得病以后，往往先琢磨我得的是什么病？

我要不要上医院呢？挺一挺行不行？喝点水，找家属问问，你看我该不该上医院？绕一圈，耽误的时间占88％；急救车到了你家再送到医院，时间只占12％，也就是说病人所耽误的全部时间里面，12％是交通时间，88％是自己耽误的。如果把这个88％缩短了，有病赶快打120或者找医院，或者赶紧喝水吃药，一动不动，安安静静躺着，那么预后就能大大改善。

在很多因为延误导致了严重后果的案例里面，有一个共同特点，就是他们太考虑别人的情感和自己的情感体验，不想打扰别人，也不相信自己的判断。有的人明明知道自己情况严重，但他还是选择了走路、骑车，这就延误了宝贵的时间。因此，这个时候就不要考虑太多情面的问题了，我们知道，心肌梗死后，心肌细胞坏死得很快，这个时候时间是非常宝贵的。出现症状后立即到医院，3小时之内打上溶栓药，成功率会达到70％～80％；拖到6小时，就只有50％～60％；拖到6小时以上，则只有30％左右的效果了；到了12小时以后，就无效了。因此这个时候，每一分钟都是宝贵的，每一分钟都不能拖。

除了病人自己保持高度警觉以外，现在很多医院也都设有绿色通道，心血管病患者发作时，可以不用再排队、挂号、分诊，而由胸痛门诊直接送到导管室，这样就为病人赢得了很多宝贵的时间。

致残率高——脑血管病

脑血管病是一组由缺血或出血引起的短暂或持久的局部脑损害，同时或单独有一支或多支脑血管的基础病变的疾病。脑血管病包括脑血栓形成、脑梗死、脑出血和蛛网膜下腔出血等。近年来，急性脑血管病的病死率已显著下降，但该病的发病率反而增高，造成身体运动障碍人数急剧上升。

脑血管病的七大危险因素

脑血管病的危险因素有很多，但主要的有以下七方面，请大家多加注意。

1. 高血压病

高血压是脑血管病最重要而独立的危险因素，无论是出血性还是缺血性卒中，均与收缩压、舒张压和平均动脉压成线性关系。血压超过160/95毫米汞柱的人，发生脑血管病的比例是正常血压者的 8 倍，而且基础血压越高，发生卒中的危险性越大。即使是平时无症状的高血压病患者，发生脑血管病的机会也比正常人约高 4 倍，舒张压每升高 2 毫米汞柱，脑卒中发病率增加 17％，因此，有效地控制血压可减少脑卒中的发生。

2. 心血管病

导致缺血性卒中的主要原因是冠心病合并心房纤颤、风湿性心脏病、心肌梗死、心脏脱落的附壁血栓（尤其在有心房纤颤时）进入脑血管发生脑栓塞。心功能不全或严重心率失常时，心输出量下降，导致血压下降、脑血流量减少、血流减慢，易诱发血栓形成。同时，冠心病可能合并脑动脉硬化，故容易发生脑血管病。

3. 糖尿病

糖尿病血糖浓度高为脑卒中的重要危险因素，糖尿病患者脑血管病发病率比无糖尿病者高 2～3 倍。主要原因为糖尿病可使颅内大、中、小动脉粥样硬化速度加快；小动脉和毛细血管病变时血黏稠度增加，红细胞变性能力降低，因而使缺血性卒中发生概率增加。对于急性脑梗死患者来说，糖尿病可以加重脑损害，增加病死率。

4. 高脂血症

如果血液中胆固醇、甘油三酯、低密度脂蛋白的增加和高密度脂蛋白减少，就可以使脂蛋白在血管壁沉积，形成动脉硬化，并造成血黏度增加，从而使患者增加发生卒中的概率。

5. 年龄

50岁以后年龄每增加10岁，卒中发病率增加1倍。由于年龄增长，动脉内壁负荷增加，导致内膜损伤，动脉壁脂质含量增加，形成粥样斑块，且斑块破裂、脱落，导致脑血管血流中断，形成脑梗死。随着年龄增加，容易出现高血压、糖尿病、高血脂、肥胖等，这也是中老年人容易患脑血管病的原因。

6. 吸烟和酗酒

多项研究表明，吸烟是脑卒中仅次于年龄和高血压的危险因素。吸烟可引起小动脉痉挛，烟碱可使血压升高，血黏度增加，血小板聚集和血流量下降，并且能使血中纤维蛋白含量增加，加速动脉硬化。酒精可促使血小板聚集、凝血反应以及脑血管痉挛，长期酗酒可使血压升高，影响血中凝血成分，与卒中的发生有一定关系。

7. 饮食与肥胖

高脂肪、高盐、低钙饮食对脑血管病是不利的。高脂肪可加速动脉硬化，高盐可促使血压升高，还包括肥胖，它们均为脑卒中的危险因素。因此患者需控制体重，调整饮食结构。

脑血管病的十大信号

脑血管病的这十大信号，对大家很有帮助，一定要记住。

（1）经常性头痛、头晕、耳鸣、视物不清、眼前发黑。

（2）睡眠差、梦多、觉轻或感觉老是睡不醒，醒后又很累。

（3）舌头发麻、发僵、说话不利索。

（4）手发抖、发颤，做一些日常基本动作感到困难，如穿针、扣扣子等。

（5）腿脚、手指尖或手指发麻，摸东西没有感觉，洗手、洗脚感觉不出水的冷热。

（6）嘴角常感到湿润或控制不住地流口水。

（7）思维缓慢、反应迟钝、记忆力减退、注意力不集中。

（8）会莫名其妙地跌跤。

（9）看什么都不顺眼，对人对事无原因发火。

（10）难以控制自己的情绪，经常性地哭或笑。

脑血管病易发生在早晨

脑血管病易在早晨发生，主要是因为老年人大动脉顺应性较差，凌晨交感神经激活，儿茶酚胺浓度增高，加之凌晨血小板聚集性增加，以及纤溶活性增强等变化，均是导致脑血管病急性事件多发的重要原因。

另外，凌晨血压升高，加之部分患者早晨血压较高，如未加注意，而剧烈运动、大便用力等，极易出现脑出血。部分患者存在血压波动曲线，凌晨血压偏低，加之血凝增强，可发生脑梗死。因此，有人将此时段称之为"危险时段"，需要引起患者及家属的高度重视。

寒冷易引发脑血管病

一般来讲，每年12月份至次年3～4月份，为脑血管病的高发期，这说明寒冷是一个非特异性刺激因素，它导致人体神经功能紊乱，为脑血管病变创造条件。寒冷气候为什么会引起脑血管病的发生呢？主要是因为：

（1）低温可使体表血管弹性降低，外周阻力增加，血压升高，进而导致脑血管破裂出血。

（2）寒冷的刺激还可使交感神经兴奋，肾上腺皮质激素分泌增多，从而使小动脉痉挛收缩，增加外周阻力，使血压升高，导致脑出血。

（3）寒冷还可使血液中的纤维蛋白原的含量增加，血液黏稠度增高，促使血液凝固，因而发生脑血栓形成。

因此对于有脑血管危险因素的人群来说，冬季注意保暖对预防卒中是很重要的。

辨别发生脑血管病的五个细节

脑血管病具有突发性强、危险性大、致残率高等特点，所以脑血管意外的患者多数在日常工作或生活中突然发病，如果没有医护人员在场，家属往往手足无措。因此，家属要多了解脑血管病的知识，及时发现脑血管病意外，使患者得到及时治疗。

（1）患者突然出现脑血管病的"报警症状"：如口角歪斜，肢体无力，神志混乱，言语不清，复视或视物不清，头晕，协调障碍，突然发生剧烈头痛、神志不清甚至昏迷等。

（2）原有高血压病史：患者存在动脉硬化或原有脑血管病史，发病前血压波动大，尤其骤然升高时易出现脑出血。

（3）注意发病前的诱因：如用力过度，情绪激动，休息欠佳，或服用降压药过量，以及自行停用降压药等诱因都可引发脑血管意外。

（4）注意发病的进展过程：脑血管病都是急性发病，若患者病情进展快，而且很快出现头痛、呕吐、神志不清，应首先想到脑出血的发生。

（5）因损失部位不同，临床表现不一：要注意患者的非典型症状，如头晕、恶心、突然记忆力下降，不能读书及叫不上熟人的名字及用品的名字，言语混乱，都有可能发生脑血管病。

抢救处理六步骤

一旦遇到脑血管病患者发病，第一时间的正确抢救是很重要的。大家可以参考以下六个步骤。

（1）使病人仰卧，头肩部稍垫高，头偏向一侧，防止痰液或呕吐物回吸入气管造成窒息。如果病人口鼻中有呕吐物阻塞，应设法抠出，保持呼吸道通畅。

（2）解开病人领口纽扣、领带、裤带、胸罩，如有假牙也应取出。

（3）如果病人是清醒的，要注意安慰病人，缓解其紧张情绪。宜保持镇静，切勿慌乱，不要悲哭或晃动病人，避免造成病人的心理压力。

（4）拨打急救电话，寻求帮助，询问并听从医生指导进行处理。

（5）有条件者呼叫救护车来运送病人。若自行运送，在搬运病人时不要将病人扶直坐起，勿抱、拖、背、扛病人。

（6）在没有医生明确诊断之前，切勿擅自做主给病人服用止血剂、安宫牛黄丸或其他药物。

简单的脑部保健按摩

头皮上有很多穴位，如上星、百会、脑户、前顶、玉枕等。按摩这些穴位，不但能够防治疾病，而且轻柔的刺激还能起到防治神经衰弱、头痛、失眠、老年性痴呆、健忘症的作用。

具体的按摩方法如下：

步骤一：将左手或右手的五指伸开，用手指头在头皮上轻轻按摩，先前后方向按摩，再左右方向按摩，最后转圈按摩，一般5～10分钟即可，每天早晚各按摩1次。

步骤二：双手食指自然弯曲张开，从发际向后做梳理头发的动作36次。

步骤三：用一只手或者双手指端由前额至后颈，有节奏地叩击36次。

步骤四：先用食指按压耳屏（耳前凸起的部分），然后用两手掌心捂住两耳，并用食指、中指弹震后脑部位，连续近百次。这种按耳弹后脑的方法，可以听到"咚咚咚"的击鼓声，又被称作"鸣天鼓"，可以预防耳聋、增强听力，还可以防止头晕目眩。

切记，按摩刚开始的时候，时间不宜过长，以后可逐渐延长。按摩的力度以能承受为准，指甲必须剪短。如果自己找不准穴位的具体位置，可准备专业穴位图谱来寻找穴位。

冬季高发——心脏病

心脏病严重影响了人体健康，全世界 1/3 的人口死亡是因心脏病引起的，而我国，每年有几十万人死于心脏病。为了延年益寿，为了健康快乐的生活，心脏病患者要学会自我管理，建立健康的生活方式。

冬季是心脏病的高发期

每年冬季，因心脏病、脑血管病发作的就医者大幅度提高。

这与气候有关。人的生理、心理无不受到大自然和环境的影响而发生变化，气温一下降，人体交感神经就会兴奋，血管收缩，心率加快，代谢增强，血黏度增高，血压升高。这是为什么呢？因为气温下降，人体要减少散热，自然皮肤血管要收缩，内部代谢要增强，以此防止体温下降，结果这就使心脏负担加重。本来心肌缺血、冠心病、脑缺血、脑卒中、心肌梗死、心率衰竭对心脏的负担就已经很重了，如果体温下降，那么心脏的负担就更重了，结果心脏就容易出问题。临床研究发现：冬天，气温越下降，脑出血越多；气温越下降，心肌梗死越多。每年一到冬天，心脑血管病都是高峰，开春后就下降，到秋天慢慢升高，到冬天达到高峰，尤其是一月份。北京市气温最低是一月份，脑卒中发生率曲线也是一月份最高，如果把气温曲线与脑卒中发病率两个曲线画在一张纸上，看得就更清楚了。因此，很多心脏病患者本来可以不死，也许能再活 10 年，但必须要熬过冬天才行。

冬季保健"三法"

对心脏病患者来说，了解冬季保健"三法"大为有益。

第一，要注意保暖。对于心脏病患者来说，在冬季不一定非要吃什么补药，但是，冬天一定要保暖，防止气温突然下降。睡觉前要用热水泡手、泡脚、洗脸。热水一泡，马上皮肤和咽喉部毛细血管扩张。人为什么感冒呢？把手泡冰水里，手一着凉，第一血压升高，第二咽喉部毛细血管收缩。收缩是什么意思？咽喉部抵抗力低了，再加上病毒细菌感染，感冒就发生了。怎么办呢，赶紧手泡热水。一泡热水，血管扩张，抵抗力就增加。

第二，要用盐水漱口。90％的感冒都是发生在夜间，我们经常是早上一起来嗓子疼。为什么？因为白天吞咽、喝水、说话，唾液一天分泌1500毫升。唾液有消毒杀菌的作用，唾液、食物、水经过咽喉，细菌想繁殖都难，刚要繁殖就被液体冲掉了。晚上睡觉八小时，不说话了，也不喝水了，正好是细菌繁殖的温床。怎么办呢？睡觉前彻底刷牙，用盐水漱口，这对细菌是一个打击。其实盐水并不能杀菌，但是可以抑菌。细菌一遭受打击，有6小时的顿抑作用，细菌就不繁殖，等到恢复的时候天也亮了。研究表明，只要在睡觉前热水泡脚、泡手，刷牙，盐水漱口，大凡做到上述几点，咽炎发病率就能减少80％之多。这很简单，也很有效。冬天只要一感冒，上呼吸道一感染，血里的纤维蛋白原就增高，血黏度也升高，就容易诱发血栓、心脏病发作。

另外，牙周病也可以使心脏病发病率大大增高。因为很多细菌会进到血液里。牙周病是一种慢性感染病，慢性感染可以诱发动脉硬化斑块。

第三，要适当"秋冻"。秋天冷一冷，一冷身体就会从神经系统、内分泌系统调动对寒冷的适应能力和抵抗能力。经过2～3周的预适应，等到真正寒冷起来，也不着凉感冒了。如果没有对寒冷预先适应，突然一降温，就很容易感冒，得肺炎。因此，秋天冻一冻，冬天就不容易感冒。但是，也不要过分，要适度。

冬季有效运用"热力效应"

人们常说要冬补。不光患者，一般人在冬季也应该冬补。冬季饮食有四大要点，其中补充高蛋白最好，也最重要。因为蛋白质有一种"特殊热力效应"，即摄入后有30％～40％的热量要消耗放出，而糖类只放出4％～5％，脂肪为5％～6％。也就是说，食补时补充蛋白质会使身体觉得暖和不怕冷，正符合机体秋末冬初的需要。同时，补充蛋白质还会使人觉得兴奋，有精神。其中肉类含蛋白质最高。营养分析表明，蛋白质比例由高到低依次为：羊肉、兔肉、鸡肉、牛肉、鸭肉、猪肉。其中羊肉为20.5％，猪肉为14.6％。

令人惊奇的是，古人竟然早已知道这个规律。中医认为羊肉属大热之品，性温味甘，有补肾壮阳、温中祛寒功效。中医讲究阴阳平衡，要"热则寒之"，搭配凉性和甘平性蔬菜。所以，萝卜、冬瓜、油菜、蘑菇、豆芽、莲藕就是首选。再加上豆腐，有清热泻火作用，搭配巧妙，融营养、食疗和美味于一锅，"萝卜羊肉汤"便成了理想冬补佳肴。高蛋白放出热量，蛋白质有"热动力效应"，就是不怕冷。所以，冬天老年人要多吃些肉类、高蛋白。同样，心脏病人也可以。

走路是冬季最好的运动

冬季运动最需要注意的除了别着凉，实际上没有其他很特别的地方。总的说来，运动分三类：一类是健身，一类是健美，一类是竞技。健身是为了健康，提高身体的各种功能，提高生活质量，减少疾病；健美是为了锻炼肌肉，为了体形；竞技是为了夺取金牌，超越自我。单就健身运动而言，可以达到最大心率的 $50\%\sim60\%$，属中等量运动，有氧代谢，十分适合老年人。另外，还要看自己的感觉，运动后一是不累；二是稍累；三是有点累，第二天能恢复正常；四是很累，休息后第二天缓不过来；五是运动当时就胸闷、憋气、胸痛，或者出很多冷汗。第一类到第三类运动量与程度都可以，第四类、第五类就不好了。还有，有些人主张运动走路一定要大步走、快步走、甩臂走、扭着走……实际上走路这种运动并不需要非要怎样，走就行。根据就是世界卫生组织提出的，走路是最好的运动，一次走10分钟也可以。只要动，就消耗热量。当然如果为了锻炼肌肉，提高功能，愿意跑、举重，那就另当别论。

总之，要适度，运动后自己感觉舒服，要把运动当成快乐，当成享受，当成生活习惯。

健康第一杀手——高血压

高血压是世界上最常见的心血管病，也是最大的流行病之一，常引起心、脑、肾等脏器的并发症，严重危害着人类的健康。因此我们要不断提高对高血压的认识，这样对早期预防、及时治疗有极其重要的意义。

高血压的三个趋势
高血压病有三个趋势值得注意：

1. 注意力前移

过去认为 140/90 毫米汞柱是高血压，120/80 毫米汞柱是正常。现在认为正常血压与高血压之间的这一部分人群，尤其是 130/85 毫米汞柱以上的人群属于易患高血压的高危人群。经 3 年随访，其中有高达 1/3 的人变成了高血压，即使未进入高血压，他们也比 120/80 毫米汞柱的人更容易患冠心病和脑卒中。美国学者把他们称为高血压前期，欧洲学者称为正常高值。保护这部分人群，不让他们变成高血压已成为当务之急。他们是最容易受教育、受保护的，投入最少、收效最大，采用"四大基石"，不用花什么钱，就可以使变成高血压的人减少 1/2 以上。而一旦变成高血压，则大多需要终身治疗，不仅耗费巨大，而且一部分将因心脑肾合并症致残致死，何不"今天缝一针，胜过明天缝 10 针"，"一两预防胜过一斤治疗"。

2. 更加重视联合用药

过去用药注意单种药，调查发现高血压病人用一种药能控制的人不到 1/2，1/2 以上的人需要联合用药。在用药上，使用一些小剂量的复方用药，协同正作用，抵消副作用，使降压效果更强，副作用更小，成为新的趋势，是 $1+1=3$ 或 $1+1=4$ 的效果。所以小剂量复方制剂日益受欢迎。

3. 重视三个关键因素

经过长达20年的研究，发现防治高血压、保护靶器官的三个关键因素：

（1）降压幅度。确实把血压降下来。

（2）降压的稳定程度。24小时内血压反复升降对靶器官是不利的，因此，短效应降压药尽量不用。

（3）降压的同时不要激动肾素血管紧张素系统，使靶器官得到最理想的保护。许多长效药都有这样的保护作用。

这三关把住了，不但降压的效果好，保护靶器官的效果也最好。

刚刚发现血压高时怎么办

如果只是两次测量血压偶然发现血压高时，这时还不能立即诊断为高血压病。首先，要看发现血压高时的状态，如时间、是否运动、情绪状态等。其次，要详细询问是否有与高血压相关的病史。然后，还要反复测量血压以便确认是否有高血压病。

与此同时，还要鉴别是原发性高血压病，还是继发性高血压病。

此外，如果自己在家中或非医务场所测得血压均正常，在医院测得的血压略高于正常，一般收缩压要高 18 毫米汞柱，舒张压高 9 毫米汞柱，这个现象也称为"白大衣现象"。"白大衣现象"，不能诊断为高血压病。

高血压的预防

据卫生部门统计，我国现有高血压患者已超过 1.6 亿人，每年还新增 300 万人以上，治疗和研究工作做的很多。在国外，高血压被称为 "No. 1 Killer" 即"第一杀手"，原因是高血压是心血管病的主要危险因素，而心血管病又是人口致残死亡的主要原因。

关于高血压的研究已经 100 多年了，自 1896 年发明了血压计至今，虽然研究成果很多，新药也很多，国产的、国外的，便宜的、贵的，但高血压发病率不但没有下降，人数不但没有减少，反而在升高，控制率也不高。归根结底还是预防不到位。在预防方面，"维多利亚宣言"的四大基石作用最大。

而四大基石中最重要的还是心理因素。美国心脏病学会奠基人、美国心脏病专家怀特先生曾引用英国谚语说："No hurry, No worry, No hypertension。"意思是：没有着急，没有烦恼，就没有高血压。充分强调了神经系统、精神压力在四大因素中的重要性，当然不是绝对的。高血压是多基因遗传和环境多因素影响，不过，心理确实很重要。

运动方面提倡多走路，人类600万年的自然进化，人的体型、脸型、解剖、生理，一切都适合直立行走。步行健身是美国一代名医怀特博士所倡导，不仅使身体脂肪减少，肌肉增多，线条优美，精神充沛，更重要的是使整个人体体质、体能提高，各种疾病减少。

另外，戒烟可大大降低心肌梗死的危险性。高血压患者最好不要喝酒，饮酒会增加对降压药的抗药性。少量酒对健康人有益，但WHO的建议是：酒，越少越好。

总之，如能按照健康四大基石去做，不仅有理念，还有持之以恒的行动，那么，就能使高血压发病率减少55％，脑卒中、冠心病发病率减少75％，糖尿病发病率减少50％，肿瘤发病率减少33％，平均寿命延长 10 年，生活质量大大提高。对我国来说，就是高血压病人可以减少 5000 万。

另外，专家还建议；人过了 35 岁以后，通常应每年检查一次血压，尤其是 45 岁以上的人，更应经常了解自己近期的血压值。改变不良生活方式是防治心脑血管病的首要前提。

警惕无症状高血压

高血压病的临床表现，往往因人、因病而异。某些病人起初可能没有任何症状，有的很像神经症，如不测量血压易造成误诊。特别要注意的是，病人的症状并不一定与血压的高低成正比。有些病人血压不太高，症状却很多；而另一些病人虽然血压很高，症状却不明显。大多数早期高血压患者可以没有任何症状。如果在精神紧张、情绪激动或劳累后有头晕、头痛、眼花、耳鸣、失眠、乏力或注意力不集中等症状，其最常见的原因就是高血压。

由于高血压损伤血管和靶器官是一个较为长期的慢性过程，在各器官的功能处于代偿期或损伤尚未达到一定程度时，就没有出现症状。患者自己毫无感觉，甚至不知道自己血压高，直到各器官的病变到了失代偿期或病变达到了一定程度，出现冠心病、心肌梗死、一过性脑缺血或发生肾功能损害时，才发现有高血压病，并开始治疗。这时高血压引起的很多的病理改变已不可逆转了。

高血压治疗"三误区"

高血压治疗往往有三个误区：

1. 不愿服药

许多病人不愿意吃药，而是用降压帽子、降压手表、降压裤腰带等来控制血压。国际上已经证明了，对高血压最好的治疗方法是认真服药，而降压帽子、降压手表等都不能代替服药，因此，高血压病人必须要认真服药。

2. 不感到难受就不吃药

现在已经证明，高血压症状头疼、头晕跟血压升高程度是不平行的，可以头疼欲裂，很厉害，但血压不高；也可以血压220毫米汞柱，眼看就要脑出血，但不难受。因此，不难受就不吃药，这是不对的。

3. 不按病情遵医嘱吃药

高血压的治疗是很个体化的，每个人都不一

样。得了高血压必须到医生那儿看病，由医生根据你的个人情况综合判断，你得的属于哪一型、哪一期，有的合并糖尿病，有的合并冠心病及高血脂，要加用其他药物，这应由医生来判断，而不能自己按药品说明书和广告乱吃药。

高血压患者鼻出血很危险

急性鼻出血是高血压病人的常见并发症之一，多见于中老年人，青年人也时有发生。出血多为单侧，也可为双侧，可间断反复出血，也可持续出血。出血量多少不一，轻者仅少量出血，重者可发生失血性休克，表现面色苍白，全身出汗，四肢冰冷，也有的可因大出血发生窒息，而危及生命。

这是由于患有高血压的病人，血浆中低密度脂蛋白浓度增高，这种脂蛋白是形成动脉硬化的主要因素，它可以随血液循环最终在小动脉壁上形成粟粒样动脉瘤，这些小动脉瘤容易破裂出血，再加上鼻腔中血管丰富，管壁薄，容易发生出血，因此，当病人血压骤然升高时，脑内动脉尚未破裂之前，鼻腔内血管可先行破裂发生鼻出血。

如果你是一名高血压患者，你的鼻子出现了大量出血的情况，就应立即去医院检查眼底、尿液，了解眼底及肾脏有否出血，因为发生鼻出血后，半年之内有可能发生脑出血的危险，而上述变化对你来说并没有什么感觉，因此，一定不可对鼻出血的现象等闲视之。

高血压患者一旦发生鼻出血后，就应注意以下几点：

（1）避免精神紧张。不少鼻出血患者，多在惊吓、愤怒等情绪异常的情况下发生，鼻出血可以缓冲血压，防止其他内脏出血，特别是防止脑出血，从这一点上看，只要出血量不多，并非坏事。

（2）局部止血。病人取坐位，头稍后仰，用毛巾浸透冷水后敷前额和鼻部，使局部血管收缩止血，并同时用手指紧捏两侧鼻翼10～15分钟。如松指后仍出血不止，可用浸有1％麻黄素生理盐水或0.1％肾上腺素的棉片，塞入鼻腔止血。

（3）降低血压。务必使血压缓慢下降，以防降压过快而导致内脏供血不足，血流缓慢，形成血栓而发生心绞痛、肾功能损害、缺血性脑卒中。

（4）病情危重需立即送医院。出血量较多，病情危重时，应立即送医院请医生采用烧灼、冷冻或纱布填塞等治疗。

高血压健康食谱

高血压病人有胖瘦之分，因此食谱可分为三类：减肥食谱、日常食谱、节假日食谱。

如果病人肥胖，先要记住：饭前喝汤，苗条健康；饭后喝汤，越喝越胖。

这三种食谱可灵活掌握，交替使用，最关键的一条是保持理想体重。理想的体重是健康的重要指标。超重和肥胖是我国人群监测中致动脉粥样硬化的最强危险因素。

1. 减肥食谱

每日总热量1200～1400千卡。超重、肥胖的高血压患者适用。

［热量］1200～1400千卡

［内容］粮：150克　瘦肉类：100克

　　　　牛奶：250毫升　鸡蛋：1个

　　　　蔬菜：1000克　油：15克　盐：3克

［分配］

早餐：绿豆麦片粥50克

　　　煮鸡蛋1个

香油拌芹菜 250 克

牛奶 250 毫升

午餐：米饭 50 克

蒜泥拌白肉（瘦）50 克

拍黄瓜 250 克

生西红柿 250 克

晚餐：扒鸡（瘦）150 克

熬白菜（木耳、虾皮少许）250 克

馒头 50 克

2. 日常食谱

每日总热量 1800～2000 千卡。周一至周五的工作日适用，不胖的患者也适用。

［热量］1800～2000 千卡

［内容］粮：300 克　瘦肉类：100 克

牛奶：250 毫升　鸡蛋：1 个

蔬菜：500 克　豆制品：100 克

水果：250 克　油：20 克　盐：5 克

［分配］

早餐：燕麦片粥 50 克

煮鸡蛋 1 个

馒头 50 克

牛奶 250 毫升

午餐：米饭 100 克

清蒸鱼 100 克

炒肉丝蒜苗（肉丝 25 克）250 克

海带汤 50 克

苹果、香蕉共 250 克

晚餐：玉米粥或豆粥 50 克

窝窝头 50 克

肉片冬笋（肉片 50 克）100 克

白菜炖油豆腐（油豆腐 50 克）100 克

3. 周末、节假日食谱

每日总热量 2400～2600 千卡。周末、节假日适用。

〔热量〕2400～2600 千卡

〔内容〕粮：400 克　瘦肉类：200 克

牛奶：250 毫升　蔬菜：750 克

豆制品：100 克　水果：250 克

油：30 克　盐：7 克

〔分配〕

早餐：燕麦片粥 50 克

面包 50 克

牛奶 250 毫升

盐水毛豆 25 克

香油拌莴笋丝 150 克

午餐：咖喱鸡饭 150 克

素炒生菜 250 克

沙锅豆腐 75 克

梨、苹果共 250 克

晚餐：排骨汤面 150 克

鸡片茭白（鸡肉 50 克）100 克

浇汁双花 150 克

荸荠虾仁 150 克

由于各人体重及劳动量不同，热能消耗可相差 1 倍以上，因而含量可相应调整。大致固定后，可以以粮换粮，以肉换肉，以豆制品换豆制品，以菜换菜来增加花色品种。如瘦肉类可用瘦猪肉、瘦牛肉、羊肉、鸡肉、各种海鱼、河鱼虾、兔肉、甲鱼等。豆制品可用豆腐、豆腐干、豆腐丝、豆泡、腐竹等。有肾功能不全、糖尿病、痛风者应按病情、按医嘱适当调整。

同时不同品种食物也可互换，例如：主食 50 克＝切面 75 克＝白薯（红薯、芋头）125 克＝水果

250 克。瘦猪肉类 50 克＝大鸡蛋 1 个＝牛奶 250 毫升＝鱼 100 克＝带骨鸡 150 克＝豆腐 100 克＝豆制品 50 克。

另外，除常吃粗粮、鱼、豆制品和绿叶菜外，还应注意多进食一些有一定补钙、降脂、抗凝、降压等保健作用的食品，如牛奶、燕麦片、黑木耳、香菇、西红柿、西兰花、洋葱、大蒜、红薯、玉米、胡萝卜、豆芽、荠菜、芹菜、山楂、海藻类食物、苹果等。

节假日或平时常吃些熬得较软的什锦豆粥或各种适合自己口味的粥，不仅营养丰富均衡，还有助于调整妇女更年期内分泌紊乱。

健康劲敌——冠心病

半个世纪以来，冠心病已成为威胁人类健康最严重的疾病之一。由于预防不到位，冠心病的发病率又不断上升，发病年龄逐步年轻化，这些都警醒我们要从小做起，从小事做起。

引起冠心病的危险因素

冠心病是由于冠状动脉粥样硬化引起的，但引起动脉粥样硬化的原因到目前为止仍然不能完全确定。大量的研究表明，冠状动脉粥样硬化是多种因素作用的结果，这些因素作用于不同的环节，最后导致疾病的发生。归纳起来，导致冠心病的危险因素主要有：

1. 年龄因素

冠心病的发病年龄多见于男性40岁以上，女性50岁以上。但近年的研究显示，冠心病的发病年龄不断提前，我们现在已将30岁以上的男性列为危险人群。

2. 性别

冠心病以男性多见，女性由于雌性激素的作用可以减少动脉粥状硬化的发生，在绝经前冠心病的发病率较低，女性一绝经，失去雌性激素的保护，冠心病的发病率就和男性一样高了。

3. 血脂

血液中脂质含量异常，包括胆固醇、甘油三酯、低密度脂蛋白、高密度脂蛋白，甚至是载脂蛋白、α脂蛋白，都是导致冠心病的危险因素。这些因素的改变，均在不同程度、不同作用环节引起动脉粥样硬化的发生。

4. 血压

血压增高与冠心病的发生有极为密切的关系。研究显示，高血压患者冠心病的发病率是血压正常者的 3～4 倍。

5. 吸烟

吸烟对冠心病的影响是十分明确的。吸烟者冠心病的发病率和病死率是不吸烟者的 2～6 倍，而且冠心病的发病率和病死率与吸烟的支数成正比。

6. 糖尿病

糖尿病是冠心病发生的非常重要的危险因素。大量研究表明，糖尿病可导致全身动脉硬化，且程度相对非糖尿病患者要重。有糖尿病的女性患者较男性更易患冠心病。绝经后的妇女要定期复查血脂。

7. 肥胖

肥胖是导致高血压、冠心病、糖尿病的危险因素之一，肥胖者冠心病的发病率要明显高于体重正常者。

8. 遗传因素

家族遗传引起冠心病的发病率是无家族遗传的5倍，因此，家族因素也是重要的危险因素。

9. 应激

长期精神紧张、工作压力大、过度疲劳、焦虑和恐惧的人冠心病的发病率明显高于生活悠闲的人。

冠心病的早期症状

在日常生活中，中老年人如果出现下列情况，要及时就医，尽早发现冠心病，以免延误病情。

（1）劳累或精神紧张时出现胸骨后或心前区闷痛，或紧缩样疼痛，并向左肩、左上臂放射，持续3～5分钟，休息后可自行缓解。

（2）体力活动时出现胸闷、心悸、气短，休息时可自行缓解。

（3）出现与运动有关的头痛、牙痛、腿痛等。

（4）饱餐、寒冷或看惊险影片时出现胸痛、心悸。

（5）夜晚睡眠枕头低时，感到胸闷憋气，需要高枕卧位方感舒适；熟睡或白天平卧时突然胸痛、心悸、呼吸困难，需立即坐起或站立方能缓解。

（6）性生活或用力排便时出现心慌、胸闷、气急或胸痛不适。

（7）听到周围的锣鼓声或其他噪声便引起心慌、胸闷。

（8）反复出现脉搏不齐、不明原因心跳过速或过缓。

用药不当可诱发冠心病

药物可治病，也可诱发其他疾病。下面这些药如果使用不当，就会诱发冠心病。

（1）阿司匹林。由于它有抗血小板聚集作用，被冠心病人广泛应用于预防脑血栓形成和心肌梗死。但研究结果表明，若用的剂量过大，每日超过7克，可抑制前列腺素的合成，而诱发冠状动脉痉挛加重，致心绞痛发作。因此，冠心病患者应用阿司匹林，剂量宜小不宜大。

（2）心得安、硝苯吡啶及硝酸甘油。它们是治疗心绞痛或高血压、心律失常的常用药。但因心得安可引起冠状动脉痉挛；硝苯吡啶能致心肌耗氧量增加、冠状灌注压降低；硝酸甘油能使冠脉血管收缩、血流减少，所以，若心得安用量过大或久用骤停，可致心绞痛加重，甚至会引起急性心肌梗死；硝苯吡啶应用时量要适当，停药时应逐渐减量；硝酸甘油用量亦不宜大，可用可不用时，则不要使用。

（3）多巴胺、肼苯哒嗪及哌唑嗪。多巴胺用于治疗各种低血压和休克，但因能使冠脉血流量下降，血压升高，心肌耗氧量增加，导致心肌缺血，诱发心绞痛。因此，使用时剂量应从小逐渐增大，速度亦应由慢到快。肼苯哒嗪广泛应用于治疗高血压，不过，本药能使心率增加，致心肌耗氧量增加，可诱发心绞痛及心肌梗死。如与心得安合用，可减少上述副作用的发生。哌唑嗪是 α—受体阻滞剂，可致心率加快，血压下降，心肌耗氧量增加，而致心肌缺血，若与 β—受体阻滞剂（心得安等）合用，可减少此副作用。

（4）其他。还有冠状动脉扩张剂潘生丁、心肺复苏常用的肾上腺素、抗心力衰竭的洋地黄、治疗糖尿病的胰岛素等常用药，也有引起心绞痛的报道，在应用时也应注意。

自幼开始抗衰老

冠心病的发病年龄已经年轻化，这向我们敲响了警钟。最近一项研究表明，在北京市15～39岁年龄组尸检中发现，有动脉粥样硬化表现者竟占74％，其中，冠状动脉严重狭窄超过50％者达24％。许多人40岁动脉硬化，不到50岁就患冠心病，60岁就得脑卒中、糖尿病、肿瘤，提前患病、提前衰老、提前死亡成为当今社会的普遍现象。生命之树本应是秋天落的叶，怎么春夏就落叶萧萧，一派暮色呢？

北欧的"千湖之国"芬兰的北加里略地区，由于居民传统膳食中有大量的胆固醇和动物脂肪，冠心病病死率在全球独占鳌头，小学生中竟有1/3因此而失去父母。后经政府带头重视，大力开展预防，20年后，冠心病病死率直线下降达50％以上，被世界卫生组织誉为"北加里略的曙光"。而在发展中国家包括中国，由于预防不到位，冠心病发病率节节上升，发病年龄不断年轻化，与芬兰形成鲜明对照，这充分说明了健康的"杀手"是完全可以控制的。

冠心病的形成有四大凶手。悄悄的凶手——高血压；无声的凶手——高血脂；微笑的凶手——吸烟；甜蜜的凶手——糖尿病。这四个凶手心狠手毒，个个能独立致病，但外表却很低调，不引起痛苦的症状，病人常不自觉，直至猝死。四个凶手每个都能使冠心病发病率增加1倍，如果联手，则相乘。比如高血压使冠心病发病率达原来的2倍，加上高血脂即达原来的 2×2 即4倍，加上吸烟为8倍，如果还有糖尿病，则达16倍之多。因此对病人务必全面综合防治，才能收效。

冠心病还有四个朋友，就是合理膳食、适量运动、戒烟限酒、心理平衡。这四个朋友一联手，能使发病率减少50％～75％之多。由于冠心病是一种起源于少年，植根在青年，发展在中年，发病在老年的慢性疾病，因此，每个人都要多交朋友，远离凶手，而且要从小做起，从小事做起，从小地方做起。

健康红灯——动脉硬化

近年来，动脉硬化已成为老年人死亡的主要原因之一。形成动脉硬化的最重要原因是高血压、高血脂症、抽烟三大因子。其他如肥胖、糖尿病、运动不足、紧张状态、高龄、家族病史、脾气暴躁等，也都有关系。

动脉硬化源于生活习惯

动脉硬化病变几乎人人都会发生。但动脉硬化不是物质文明提高造成的，而是精神文明不足、健康知识缺乏造成的。如果我们提高自我保健意识并掌握卫生保健知识，动脉硬化的发生就会减少，其危害也会不断降低。

有一位 38 岁的男性患者在某肉联厂工作，平时生活中走几十步路就会觉得心慌气短，活动后明显加重。经检查他的心脏前壁广泛心肌梗死，大部分心肌坏死，无力收缩。冠状动脉造影显示，供应心脏的三支主要血管，一支全堵了，另外两支像糖葫芦一样（医学上称之为串珠样改变），多处严重狭窄。这个患者血脂高，抽出来的血可见上面一层油，他的上眼皮可见明显的黄色素瘤。据他自己说他爱吃酱猪肚、咸鸭蛋黄，一餐能吃几个咸鸭蛋黄，最多吃到 9 个。像他这样的胆固醇饮食结构无疑是导致他患冠状动脉硬化非常重要的原因。正是因为他的不健康的生活习惯，才导致严重心脏病的发生。

高胆固醇与"脆皮烤鸭"

高胆固醇的血管如同脆皮烤鸭。

胆固醇高了有什么可怕呢？如同一个杯子，水吸起来容易，但是油吸起来就困难了。管子里油多了肯定堵得快，不能让油多。另外说血糖，人的血管内膜蛋白就怕糖，糖一多蛋白就硬化变脆。你吃过北京烤鸭吗？普通的鸭子如果不抹上糖，烤出来就不焦脆，所以要抹糖，一烤又焦又脆又好吃。我说你的血糖多，你的动脉内膜很容易像北京烤鸭一样，又焦又脆，一脆一裂就出血了。

动脉硬化斑块使血管狭窄25%，就像北京四环路上四条车道堵一条，三条车道一样能开，堵两条车道，狭窄50%就很危险了。怕的是斑块突然破裂，斑块一破裂血小板就聚集，形成血栓，破裂一分钟到几分钟，几小时就可以使血管大部分或全部堵塞，造成急性心肌梗死或猝死。怎样保证斑块不破呢？少着急，少生气，少过劳，少喝酒，降低胆固醇，控制糖尿病等方法都可以。

潜伏凶手——心绞痛

心绞痛是冠心病常见症状，多见于 40 岁以上中老年人，男性多于女性。其为心肌缺血、缺氧发出的求救信号。心绞痛常常发生在劳累、受寒和情绪激动时，有时症状不稳定，不容易被及时发现，因此我们平时要多加注意。

掌握心绞痛症状

心绞痛表现为阵发性心前区绞痛。症状的严重性随冠状动脉的狭窄程度、部位及血管数多少而不同，个体差异很大。心绞痛疼痛部位多位于胸骨后，范围不局限，边界不清晰，如手掌大小，且每次发作时疼痛部位相对固定。有时疼痛还会放射到左肩或左上肢内臂，或扩散至颈部。疼痛多表现为压迫、紧缩或闷胀疼痛。每次疼痛可轻可重，但性质基本一致。一般开始时症状较轻，随后即变得难以忍受，严重者伴着大汗淋漓，喘不上气，甚至有窒息濒死感。在心绞痛结束后，症状通常会慢慢缓解。每次发作持续时间不长，一般不少于 1 分钟，不超过 15 分钟。

稳定型心绞痛发作多为 1～5 分钟，不稳定型心绞痛持续时间可以较长，若发作程度较重，持续半个小时以上不缓解，就有急性心肌梗死的可能，应及时到医院检查。

心绞痛是一种个人主观感觉，个体差异很大，表现形式也是多种多样。虽然在多数情况具有比较典型的症状表现，但不典型表现也不罕见，并且非常容易延误诊断和治疗。通常而言，老年人发生心绞痛时症状常常是不典型的，甚至症状不明显，因此对于不典型的症状表现，我们必须密切观察，仔细辨认。有些心绞痛无明确的发作诱因，甚至在安静休息或睡眠时发作。有些心绞痛表现为上腹不适或疼痛，而被误认为是胃病；有时疼痛表现在下颌部或牙齿而被误认为是牙病；有时症状表现在咽喉部不适或者发热，误认为是上呼吸道疾病；有时表现为头部疼痛而被误认为一般性头痛；还有一些心绞痛表现为左肩、左臂或整个左上肢疼痛，而不一定伴有心前区疼痛。此外，有些患者心绞痛发作时没有明确的胸痛，只是感到有难以描述的不适感觉。

有一位著名的医学教授，每次上楼就感到头痛，自己一直认为可能是高血压。后来，从血压和心电监测中发现，在他上楼时血压并不升高，但心肌缺血却明显加重。这说明他的头痛是由于心肌缺血引起的，而不是高血压。冠状动脉造影显示多支血管弥漫性病变，后来做了冠状动脉搭桥手术，他上楼时头痛的症状就明显减轻了。这就是一个不典型心绞痛的例子。

及时治疗不稳定型心绞痛

所谓不稳定型心绞痛，指的是患者病情处于不稳定阶段，处于稳定型心绞痛和心肌梗死之间。这时病人处于非常复杂和危险的阶段，若能及时正确治疗，可使病情好转，趋于稳定；若不能及时发现，认真治疗，将有20%～60%的患者发展成心肌梗死甚至猝死。

为什么不稳定型心绞痛会具有这样大的危险性呢？这主要是由于冠状动脉粥状硬化斑块处于不稳定阶段，斑块表面可能出现破碎、断裂现象，导致血小板聚集、血栓形成，并很快增大，加快冠状动脉狭窄速度，甚至使血管闭塞。同时由于伴有病变处的冠状动脉痉挛，更增加了不稳定型心绞痛的复杂性与危险性。

并非心绞痛的胸痛症状

胸痛时间很短，只持续几秒钟；或者胸痛时间很长，持续数小时甚至数天，一般不是心绞痛。

疼痛部位为一个点，患者能用指尖指出疼痛部位的，多不是心绞痛。

胸痛位置不固定，部位成迁移性的，一般不是心绞痛。

胸痛受体位改变或受呼吸影响的，一般不是心绞痛。

胸痛可被其他因素所转移的，一般不是心绞痛。

胸痛在活动或劳动后有明显减轻的，可能不是心绞痛。

胸痛须按压才能感觉得到，或者用手轻揉后就能减轻的，一般不是心绞痛。

含服硝酸甘油10分钟或者更长时间才能缓解疼痛的，可能不是心绞痛。

那么，还有哪些疾病能引起胸痛呢？主要有以下几种。

一是心包炎。由于心包渗出物引起心包脏层和壁层之间的摩擦可能导致胸痛，多是急性发作，伴有发热。这种疼痛多数在心包积液消失后出现。

二是肺炎。肺部炎症也可引起胸部疼痛，多数有呼吸道感染，突然发热，伴有咳嗽、咳痰，胸痛多持续时间很长，并随着肺炎的好转而减轻或消失。

三是胸膜炎。一般在胸膜炎、胸腔积液吸收后引起胸膜摩擦而出现疼痛，多数随呼吸而出现疼痛。

四是肺梗塞。由于肺动脉的梗塞而引起胸闷、胸痛甚至咯血的发生，为持续性疼痛，中间多没有缓解减弱的阶段。

五是心肌炎。由于各种原因导致的心肌炎症，多在上呼吸道感染及发热之后出现，表现为心脏钝痛、心音减弱、心律不齐。

六是带状疱疹。沿着肋间神经分布，局部皮肤可见水疱出现，为局部刀割样剧痛，呈持续性特征。

七是肋间神经痛。肋间神经疼痛，局部有压

痛，疼痛症状与肋间肌活动和摩擦有关。

注意预防和急救

心绞痛一定要注意预防，及时急救。

1. 关注诱发因素

心绞痛最常见的诱发因素是体力劳动、运动、脑力劳动和情绪激动。饱餐是诱发心绞痛的另一因素。同时，寒冷季节、高热季节、大量吸烟或夜间平卧（使回血量增加）均可导致心绞痛。另外，自发性心绞痛多在无任何情况下发生，可于清晨日常活动如穿衣、洗漱、洗澡、大小便时发作，特别是老年人由于便秘，大便时过度用力，可诱发心绞痛甚至心肌梗死。

2. 采取急救措施

当出现胸痛或不适时，要考虑是否心绞痛发作。这时首先要停止活动，安静休息。有条件的可立即给予吸氧，改善心肌缺血情况。含服硝酸甘油效果也非常明显，常在含服药物后 1～2 分钟就能得到缓解。硝酸甘油气雾剂喷服，也同样有效。当疼痛和不适减轻后，应立即到医院就诊。

如果疼痛持续 15 分钟以上不缓解，含服硝酸甘油无效，疼痛程度持续加重，患者有冷汗和濒死感出现，这时可能是心肌梗死发生。应该立刻让病人平躺，保持安静，避免让患者自己活动，并追加硝酸甘油 1 片（0.6 毫克），同时立即拨打 120 急救电话。

隐形杀手——心肌梗死

心肌梗死是冠心病中最常见、也是最危险的临床表现，典型症状包括胸痛、胸闷、憋气、浑身大汗、四肢冰凉、恶心呕吐、休克，严重时就会发生猝死。

心肌梗死不可怕，"扳机"因素才可怕

高血脂、高血压、糖尿病、肥胖等因素导致人体动脉内出现斑块，就像是一把子弹上了膛的枪。如果不扣动扳机，人就是安全的。对于心梗的病人来说，酗酒、熬夜、压力过大、过劳、情绪激动、紧张以及突然用力、气温过高或过低等因素，都可能扣动"扳机"，对人体健康造成严重损害，甚至引发猝死。

发生心梗而猝死的人，其死亡表现各不相同：有的虽有一些病症出现，但却因为很轻微，自己以及周围的人都没有注意到；有的虽有慢性病症状，但是在毫无预兆的情况下突然发作；还有的人外表看上去很健康，似乎没有任何疾病的感觉或症状，几乎没有经过濒死期就猝然死去，甚至晚上临睡前还谈笑风生，夜间却意外死亡。同样是冠心病，有些人可以活到近百岁，但有些人却中年猝死，关键因素不在于动脉硬化，而在于"扳机"。所以冠心病不可怕，生气等"扳机"因素才可怕。

　　预防心肌梗死引起的猝死，关键在于找到并克服"扳机"因素。人的年纪大了，有冠心病或动脉硬化都是正常的事，但是这些病并不会直接引起死亡，关键在于熬夜、过劳、紧张等"扳机"因素。如果预防得当，肯定能避免意外发生。

预防心梗，谨防"扳机"因素

　　预防心梗，应该早做准备：不抽烟、少喝酒。烟酒会促发心梗，造成心脏衰竭，是心脏病人的大忌；规律饮食、适量运动，以避免出现肥胖等诱发胆固醇增高的因素。肥胖会加快动脉粥样硬化的发生，增加心脏负担；注意合理饮食，蛋白质、蔬菜、水果、碳水化合物、脂肪都要摄入，最关键的是控制总量，坚持"七八分饱"的原则。

如果已经出现了动脉粥样硬化等症状，就一定要注意避免"扣动扳机"。不过量饮酒，不过度疲劳，精神紧张和压力过大也应尽量避免。另外，绝对不搬抬过重的物品。搬抬重物时必然弯腰屏气，对呼吸、循环系统都有影响，是老年冠心病人诱发心梗的常见原因。此外，患者还要放松心情，愉快生活，对任何事情都泰然处之。

一旦发病，应及时就医

大约一半急性心梗病人以前有发作心绞痛的历史或有过度疲劳感，典型症状就是出现持续严重的心前区憋闷、疼痛，没有明显原因的气喘，突然不能平卧，脉搏过快、过慢或心律不齐，血压下降，出汗，四肢发冷等。

一旦发现家人或同事等有心梗前兆，不能忙于搬运，而应让病人就地安卧，不要翻身，不要让其说话和走动，更不要摇晃病人。

如患者身边有急救药物，如硝酸甘油或阿司匹林，应及时帮助其服用，硝酸甘油有扩张血管的作用，但一定要含服，含在舌下，1分钟后就能起作用，不能吞服，因硝酸甘油被胃吸收后，就无法起到扩张血管的作用了。阿司匹林能有效抵抗血小板凝聚，咬碎口服即可。

在给患者服药的同时，要迅速拨打120急救电话，请求救护人员赶来处理，而不要忙着打给家人或朋友。另外，要避免轻视症状，误诊误治。

无声死神——心性猝死

诱发心性猝死的原因有很多，但都与生活习惯有关，例如：大喜大悲、大惊大恐、酗酒、饱餐、过量运动等。只要我们注意这些细节，心性猝死还是可以避免的。

什么是猝死

早在2400年前，《黄帝内经》已有"真心痛……朝发夕死"的记载。考古学发现，长沙马王堆2100年前的西汉女尸经解剖，冠状动脉左前降支有95％

狭窄，胃内有 138 颗半甜瓜子，据推断，可能是该贵妇人一次饱餐后突发心性猝死。而现代医学上，第一例有明确病历记载和尸体解剖的心性猝死是英国外科医生亨特，他性情暴躁，在一次医院内学术讨论中，因激烈争吵而当场倒地死亡。

1985 年，华罗庚教授在日本讲学时因心脏病突发猝死在讲台上；2004 年 4 月 8 日，爱立信（中国）总裁杨迈在健身房跑步机上跑步时猝死，享年 54 岁；2004 年 4 月 19 日，美国麦当劳公司董事长兼首席执行官吉姆·坎塔卢波在上午参加会议时，因心脏病突发去世，享年 60 岁。

迄今为止，国内外对猝死尚无统一标准，不同学者所定范围从瞬间即刻死亡直至 24 小时都有。著名国际大型心血管病研究"莫尼卡"方案为了国际统一则定义为：1 小时内死亡、6 小时内死亡和 24 小时内死亡三种，而不统称为猝死，以免造成标准混乱。

为什么会猝死

心性猝死虽然是飞来横祸，但却不是无缘无

故；虽然是突然发生，但并不是无原因发生。心性猝死可以理解为由"定时炸弹"即基本病理因素加"引爆操作"即诱发因素共同造成的。两者必须兼备，缺一不可。

"定时炸弹"是什么呢？它就是冠状动脉内的粥样硬化斑块及其所造成的心肌不同程度的缺血状态。由于斑块大小不同，位置不同，形态不同，数量不同，而最主要的是稳定性不同，有的表面包膜极薄，斑块内脂质又多，在血流冲击或血管痉挛时很容易破裂，有的很厚，从不破裂。大斑块使血管狭窄超过70%以上故可引起心肌缺血，但这需要数以年计，或几十年计的缓慢过程，而再小的斑块一旦破裂，只要数分钟数小时，即可有血栓形成并造成冠状动脉严重或全部堵塞，形成急性冠脉综合征、急性心肌梗死或猝死。这可解释为什么有些几十年的老冠心病人还健在生活，不发生急性心梗，而一些年轻病人反倒很快发生急性心梗或猝死，有的甚至生前毫无症状，而一旦突然发病，就是猝死。

"引爆操作"又是什么呢？主要指过度疲劳、

情绪激动、精神压力大、酗酒、饱餐、剧烈运动、寒冷、豪饮冰冷饮料等因素。大量流行病学的调查研究中，已充分证明了基本病理病变即"定时炸弹"固然重要，而更重要的是诱发因素，即"引爆"更是起关键作用，所幸，这两者都是可以预防的。

防猝死六大诱因

猝死通常都是在原有心脏病的基础上由一些诱因促发而成，是瓜熟蒂落的结果。

猝死形式分两大类，一是突然心肌缺血造成心律紊乱，多数为心室纤颤，少数为心脏停搏，其结局都是一样——瞬间死亡；二是由斑块破裂造成急性心肌梗死，1 小时内或 6 小时内死亡。

临床上，约 75％ 的猝死都有一定诱因，约 1/3 的猝死在发病前 2 天内有胸痛、胸闷、憋气、心慌、极度疲劳等症状，及早发现、及早就诊或休息可以部分预防其发生。

诱因有许多，常见的有下面 6 种：

（1）持续过度紧张疲劳。动物实验已证明，在幼猴身上，精神压力大、睡眠不足可导致动脉硬化、急性心肌梗死、心力衰竭、猝死。

（2）大喜大悲，大惊大恐。这是造成各种心理失常、早搏的最常见诱因，有的发生在当时，有的在几小时或一两天后。

（3）酗酒与饱餐。这两者都能造成心跳加快、血压升高、心肌耗氧增多，诱发心律失常。

（4）过量运动。过量运动可伤害身体，诱发猝死，而且立竿见影，还不如不运动。因此适量运动助人，过量运动伤人，运动应因人而异，动静相宜。谨记"三不"：不攀比，不争强，不过量。

（5）豪饮冷饮。酷暑天，豪饮冰饮料也是近年心梗常见诱因，因食道在心脏后面，胃在心脏下面，心脏表面受寒冷刺激可诱发冠脉痉挛。

（6）谨防两个"死亡三联征"。一是"冬天、凌晨、扫雪"，二是"饱餐、酗酒、激动"。这6个因素都是猝死诱因，一旦联合在一起，危险性则大大增加。

心性猝死急救锦囊

心性猝死是在心脏的急性症状开始的 1 小时内发生心跳骤停，从而导致脑血流的突然中断，出现意识丧失。这时患者如果能得到及时救治就还有存活的机会。

据统计，对于一个心跳骤停、呼吸停止的患者，如果不马上采取任何急救措施的话，4 分钟后将有 50％左右的患者失去生命，5 分钟后将有 75％的患者死去，到 7 分钟的时候，90％以上的患者都会死亡。但是如果我们在心跳呼吸停止 2 分钟之内开始实施人工呼吸、心肺复苏的话，将有 90％左右的患者可以获救。当然，随着开始急救时间的延长，患者的获救率则直线下降。因此，一旦有人发生心跳骤停，周围人在打电话呼叫急救的同时，要立即对患者施行急救。与此同时，掌握正确的急救方法也相当重要。

1. 头部后仰，下颌上抬

保持呼吸道通畅是救治心性猝死病人最重要的一步。具体方法是：让患者仰卧在平坦处，救护者跪在患者肩旁，让病人肩部位置与自己身体的正中线平齐。然后把一只手放在患者的额头上，使其头部稍向后仰。另一只手的中指和食指抵住患者的下颌，使颌部向上抬高，并及时清除患者口中、鼻内的分泌物。如果患者出现呕吐，或者呼吸道分泌物较多，应让患者头部偏向一侧，使呕吐物或分泌物尽量流出，以免进入呼吸道而堵塞呼吸。

注意：如果患者有颈部受伤或骨折的可能，则要避免他的头部过分往后仰。另外，如果患者是1岁以内的婴幼儿，同样不要将头部过于往后仰，以免导致骨折及颈部受伤，只需将其下颌抬高。

2. 检查呼吸

首先，在保持患者呼吸道顺畅的前提下，将耳朵贴近患者的嘴和鼻子，听听患者有没有喘气声。其次，自己的脸部也能感觉到患者是否还有呼吸的气息。第三，观察患者胸部3～5秒钟，看看患者胸部是否有规则地上下起伏。如果三者同时存在，就可以断定患者存在呼吸。如果只有胸部起伏，但感觉不到从口鼻呼出的气息，则不能断定患者还有呼吸。如果仍有呼吸，应使患者保持仰卧体位。

3. 人工呼吸

如果确定患者呼吸停止，则应立即施行人工呼吸。人工呼吸方法很多，最有效的是口对口人工呼吸。救护者也可以在患者的嘴上盖一块纱布或薄手绢后，再施行急救。

　　具体做法是：在保持呼吸道通畅的前提下，将一只手捏住患者的鼻子，救护者深吸一口气后，将自己的嘴紧贴住患者的嘴，慢慢地将气全部吹进患者的嘴里，吹气的同时注意观察患者的胸部是否随着气体的吹入而逐渐膨胀起来。如果气体确实吹到肺里，胸部就会逐渐膨胀。如果患者的胸部不随着气体的吹入而膨胀，应检查呼吸道是否通畅及吹气时是否有漏气，调整后再进行人工呼吸。人工呼吸的频率是单人每15秒呼吸两次，双人每5秒一次。

　　向患者体内吹气时，离开患者的嘴，同时观察患者的胸部是否逐渐地回陷。当患者的胸部恢复原状后，开始进行第二次人工呼吸。做完几次人工呼吸后，要检查患者是否有了脉搏。当患者恢复自主呼吸时，会发出呻吟，儿童会开始哭泣，但此时救护者还不能离开，因为患者还有可能再次出现呼吸中止。

　　对未满1岁的婴幼儿实施人工呼吸时，如果出现患儿肚脐膨胀的情况，说明吹入的气体量过多，应及时调整气体的吹入量。

4. 检查脉搏

在诸多检查方法中，我们应首选检查桡动脉的搏动情况。具体做法是：将患者手掌向上，救护者的食指、中指和无名指的指腹平放在患者手腕桡骨内侧（拇指侧的骨为桡骨），稍加用力，就能检查到患者的脉搏情况。

当桡动脉的脉搏很难触及时，可以触摸颈动脉来确认脉搏情况。救护者将中指和食指并拢放在患者颈部前喉结处，向耳下方（患者后背侧）移动手指，在由硬变软处，有一条沟，颈动脉就沿着这条沟而行。在沟内就能触摸到颈动脉的跳动。

由于婴幼儿脖子粗，很难通过颈动脉来检查脉搏，一般是通过触摸肱动脉或股动脉来确认脉搏是否跳动。

肱动脉的检查方法是将患儿的上肢外展，将中指和食指并拢放在患儿肩与肘部正中间的胳膊内侧位置，轻轻用力按压，即可触到肱动脉搏动。这种方法只适用于1岁以内的婴幼儿。股动脉的检查方法是：将食指和中指并拢，沿腹股沟韧带中点偏内侧放置，稍稍用力按压，即可触到股动脉的搏动。

5. 心脏按压

救护者位于患者胸部旁边，两手手掌重叠，手指抬起，将朝下的手掌根部放在患者的心前区（胸骨下 1/3 部位偏左侧），垂直往下按压，按压幅度为 3～5 厘米，按压后放松，但手掌不要离开患者胸部。当患者胸部恢复原状时，再次往下按压，重复频率为每分钟 80～100 次。

注意：每次按压的间隔时间应尽可能保持相同。如此重复多次。

对于 1 岁以上的儿童，按压部位与方法基本与成年人相同。只是按压的幅度为 2.5～3.5 厘米即可，按压频率为每分钟 80～120 次。而未满 1 岁的婴幼儿的按压部位应在胸骨与两乳头连线的交叉点下一指处。要使用 2～3 根指头并拢按压，按压幅度为 1.5～2.5 厘米，按压频率为每分钟 100～120 次。

6. 心肺复苏

所谓心肺复苏，就是在进行人工呼吸的同时，进行心脏按压。心肺复苏可以一个人做，也可以两个人配合做。一般来说，两个人做的效果比一个人做要好。

一人心肺复苏法：一个人施行心肺复苏时，每做 2 次人工呼吸后，做 15 次心脏按压，如此反复多次。

两人心肺复苏法：一人实施人工呼吸，一人进行心脏按压，人工呼吸与心脏按压次数的比例是 1∶5，也就是 5 次心脏按压做 1 次人工呼吸，如此反复多次。

在心肺复苏的过程中，要注意观察患者的呼吸和脉搏是否恢复，如果恢复就可以停止心肺复苏，但仍要观察，以免再次出现心跳、呼吸骤停。如果未恢复，则需继续进行心肺复苏救治。

沉默杀手——心律失常

心律失常是心血管病中最常见的疾病之一。引起心律失常的原因很多，如各种器质性心脏病（冠心病、心肌病、风心病等）、植物神经系统兴奋性改变、麻醉、胸腔或心脏手术等。此外，老年人由于心脏结构和功能的老化也可产生异位兴奋灶，出现心律失常，有 $1\%\sim2\%$ 的正常人会出现症状。

心律失常的症状

我们每一个人的心脏都在不停地跳动。在正常的情形下，我们并不会感觉心脏在跳动。

当心脏跳得过快、过慢，或心跳节律不规则，即"心律不齐"的时候，就会自己感觉到"心跳"，或者觉得心前区"怦怦"跳动。于是人们就有心慌、难受的感觉，"感觉到心脏好像要跳出来"，甚至有人出现濒死感，而急忙到医院就诊。另外，由于心律失常可导致心脏、脑等脏器的缺血，而出现胸痛、呼吸困难、头晕、乏力、晕厥等症状。但也有患者的心律失常症状不典型，甚至没有任何不适的感觉，只是通过体检或其他疾病检查时才偶然发现的。

心律失常喜欢与急性心梗"共舞"

大面积急性心肌梗死患者，因为没有及时将闭塞的冠状动脉开通而形成了室壁瘤，出现了心功能不全。一些冠状动脉三支病变患者，容易反复出现心绞痛，他们的心电图均出现心律失常明显增多，并几乎均以室性心律失常出现。这些病人不仅住院时间明显延长，出院后康复时间长，生活能力恢复慢，甚至明显减退，以后出现猝死的几率也大。但多数病人在病情缓解后，心律失常也随之逐渐减少。冠心病也可导致心律失常的出现，心律失常可以导致冠心病患者的直接死亡。

服用药物六注意

使用某一抗心律失常药物之前，要注意以下几点：

（1）必须慎重考虑该药对患者的危害性及有效性，尤其要考虑药物的危害性，包括毒副作用，致心律失常作用，以及对传导功能的影响，是否会加重心力衰竭等。只有在医生的严密监测和病人自己的细心观察下服用抗心律失常药物，才能使抗心律失常药物安全有效地发挥作用。

（2）病人要向医生了解所用的抗心律失常药物有没有相互作用，特别是当同时服用几种抗心律失常药物的时候，应及时向医生提出并请医生及时调整。

（3）病人对于自己服用药物的剂量也要做到心里有数。不仅是平时常规服用的剂量，药物的最大剂量也应向医生询问清楚。在开始服用常规剂量无明显效果后，病人自己擅自加大药物剂量，这种行为无疑是非常危险的，因此一定不要做。

（4）合理选择药物剂型。通常对一些长期或慢性的心律失常，最好选用口服药，大多安全有效；如果病人起病较急，如突发的室性和室上性心动过速，则应尽快选用静脉注射的药物为佳。病人要知道这些处理原则，积极配合医生的治疗。

（5）老年患者特别要注意，因为药物在老年人体内代谢慢，更容易产生药物的蓄积中毒。因此，老年人服用抗心律失常药物要从小剂量开始，根据情况逐渐增加药量。

（6）病人在服用抗心律失常的药物之前，应及时向医生说明自己有无药物过敏史。对于过敏的药物，在服用之前最好就能避开，以免出现药物过敏或其他问题，使病情复杂化。

预防心律失常六措施

完全预防心律失常发生有时非常困难，但可以采取以下几点措施，减少发生率。

（1）预防诱发因素。吸烟、酗酒、过劳、紧张、激动、暴饮暴食、消化不良、感冒发烧、摄入盐过多、血钾和血镁低等都是诱发心律失常的因素。病人可结合以往发病的实际情况，总结经验，避免可能的诱因，比单纯用药更简便、安全、有效。

（2）稳定的情绪。保持平和稳定的情绪，精神放松，不过度紧张。紧张的情绪易诱发心律失常。

（3）自我监测。在心律失常不易被检测到时，病人自己最能发现问题。有些心律失常常有先兆症状，若能及时发现及时采取措施，可减少甚至避免再发心律失常。

（4）生活要规律。养成按时作息的习惯，保证睡眠，因为失眠可诱发心律失常。运动要适量，量力而行。饮食要定时定量。

（5）定期检查身体。定期复查心电图、电解质、肝功、甲功等，因为治疗手段可影响电解质及脏器功能，所以应定期复诊及观察治疗效果和调整治疗方案。

（6）合理用药。病人必须按医生要求服药，并注意观察用药后的反应。某些抗心律失常药有时能导致心律失常，所以，应尽量少用药，做到合理配伍。

老人死亡第一病因——肺炎

医学发展到今天，肺炎不再是让人谈虎色变的不治之症，在适当抗生素和对症治疗下，一般十天至两周即可康复。但肺炎为什么会频频光顾老年人，成为老年人畏惧的"杀手"呢？

老年人不可轻视肺炎

2001 年 10 月 15 日，张学良将军在夏威夷去世，享年 101 岁。从媒体的报道中，我们注意到，张学良的直接死因是老年性肺炎。而张学良将军的夫人，曾与他风雨同舟、共谱传奇人生的赵一荻也是因为肺炎并发症撒手人寰。

据统计，肺炎已成为 80 岁以上老人死亡的第一病因。由于老年人心、肺、肾等重要脏器功能衰退，免疫功能低下，极易患呼吸道感染继发肺炎。如果有高血压、高血脂、糖尿病、心脏病等慢性病，心肾功能衰退速度明显加快，不及中年人的一半，甚至 1/3。在这种情况下，一旦有风吹草动，感染了肺炎，便可迅速出现心力衰竭。所以，老年性肺炎死亡率极高。

心与肺，解剖上毗邻，功能上互相依存，密切相关。唇亡齿寒，肺部病变时，首当其冲受打击的就是心脏。一旦肺部有炎症，气体交换面积缩小，功能减退，血氧分压下降，二氧化碳滞留，同时肺毛细血管压力增高，肺动脉压力增高，这两者都可加重心脏负担，诱发心力衰竭。历史上许多名人耄耋之年死于普普通通的肺炎，都与此有一定关系。

防寒保暖，护肺养生

值得注意的是，由于老年人全身反应能力差，肺炎常无典型症状，发病比较隐蔽，一般没有发热、咳嗽、胸痛、畏寒等主要症状，诊断相对困难。因此，及早发现老年性肺炎非常重要。

老年性肺炎预防是关键。冬季是老年性肺炎发病率最高的季节，所以老年人要注意防寒保暖，预防受凉感冒。如患上了呼吸道感染，要及时彻底地进行抗感染治疗，千万别发展成肺炎。患慢性病，尤其是合并呼吸道疾病的老人，要积极治疗，还可以定期注射肺炎疫苗。

另外，老年人应适量、合理地锻炼身体，使机体逐渐适应天气冷热变化。居室要经常通风换气，保持空气清新。还要养成良好的生活习惯，平日多吃一些营养高、易消化的食物，多饮水，以利痰液稀释排出，不吸烟，不酗酒，尽量少去人声嘈杂、空气污浊的公共场所。

有一个护肺养生的小窍门，简单有效，老年朋友们不妨一试：晚上睡觉前，用热水充分泡泡手和脚，使之温热充血，这样能通过神经反射使上呼吸道、鼻咽部毛细血管扩张，血流增加，局部抵抗力增强。

并非"老糊涂"——老年痴呆

老年性痴呆症已经成为严重威胁老年人健康生活的病症之一。但就目前来说，老年性痴呆症还没有得到足够的重视。因此，我们多了解诱发原因，积极地通过交流、药物预防、改善生活方式等形式，预防老年性痴呆症。

重视老年痴呆症

有些家庭会遇到这样的情况：家里的老人很少出门，总是长时间地闷在家里，不爱说话也不愿做事，跟他说话，总是答非所问，乱七八糟地不知道说些什么，到医院一询问，才知道是得了老年性痴呆症。

老年性痴呆症的征兆表现是什么呢？例如，平时讨厌外出，无精打采，常闷在家里；什么兴趣、爱好都没有；常常忧虑、焦躁；配偶去世5年以上；老讲自己过去值得自豪的事；等等。

随着人口老龄化的进程，老年性痴呆症的发病率越来越高，已上升为常见死亡原因的第3位，仅次于心脑血管病和癌症。然而，由于老年性痴呆症的发生发展是一个缓慢的过程，不像心脏病、癌症、中风等疾病一样症状明显、容易诊断，再加上一贯认为老年人"老糊涂"是正常现象。所以，就目前国内情况来说，老年性痴呆症还远远没有得到足够重视。

老年性痴呆症在我国已逐渐成为严重威胁老年人健康的顽症。据统计，目前我国60岁以上的老人已达1.4亿，痴呆症患者已有500万人，占世界总病例数的1/4强，每年平均还有30万老年人加入这个行列。估计到2025年，我国老年人口比例将占全国人口的20％左右，老年性痴呆患者将增至2000万人以上。

药物预防不可少

服用药物预防老年性痴呆症是必不可少的。

1. 适量服用六味地黄丸

滋阴补肾的中成药六味地黄丸，具有抗衰老、抗氧化、增强记忆、改善健忘的作用，对预防老年性痴呆有特殊效用。老年性痴呆患者，记忆力明显减退者，可在医生指导下适量服用。

2. 服用雌激素

老年性痴呆症患者女性多于男性，绝经后由于雌激素水平降低，发病率明显升高，病情加重。在医生指导下适量服用雌激素能使血流量增加，改善脑组织营养，延缓老年女性痴呆的发病年龄和减轻症状。

3. 补充叶酸

研究人员发现，已确诊为老年性痴呆患者的病人血液中高半胱氨酸的含量特别高。他们认为，老年性痴呆症很可能是体内某些生化物质的代谢异常所致。由于叶酸与维生素 B_{12} 能降低体内高半胱氨酸含量，故补充叶酸及维生素 B_{12} 可能有助于防止老年性痴呆症的发生。

适量运动效果好

得了老年性痴呆症除了配合医生进行药物治疗外，关键还在于积极运动。

首先是尽可能做一些适合老年人身体特点的运

218

动，可以选择运动量不太大的活动，比如每天练练太极拳、慢跑、散步等。每天睡觉前也应该活动活动腰腿，按摩一下脚底等。一边快走一边配合呼吸，可以给脑部提供充分氧气，促进脑神经细胞功能活化，预防健忘与痴呆。

还可以经常做做手指操，经常做做十指指尖的细致活动，如手工艺、写字、绘画、雕刻、剪纸、打字等。按摩头部也能使大脑血液流动面扩大，促进血液循环，预防痴呆。经常使用手指旋转钢球或核桃，或用双手伸展握拳运动，可刺激大脑皮质神经，促进血液循环，增进脑灵活性，延缓脑神经细胞老化，可预防痴呆。

多吃健脑益智食物

老年人多吃健脑益智食物，在一定程度上可预防老年性痴呆症的发生。

核桃：含有丰富的不饱和脂肪酸——亚油酸，被机体吸收后能改造成脑细胞的组成物质。

芝麻：可补肾益脑、养阴润燥，对肝肾精气不足兼有口舌干燥、肠燥便秘等症状较为适宜。

莲子：可补脾益胃、养心安神、益脑健智，兼能益肾固精。

黄花菜：可治疗老年性痴呆症，并可改善功能肾阴虚、血虚引起的健忘、失眠、烦躁、眩晕头痛、心悸等病症，是养脑强记的好食物。

大枣：可养血安神、补养心脾。对于心脾气血两虚的痴呆病人较为适宜。

桑葚：对肝肾亏损、心脾气血双亏的痴呆病人尤为适宜。

桂圆肉：对治疗老年性痴呆、心脾气血两虚者有益。

葡萄：对于老年性痴呆气血虚弱的治疗有益。

荔枝：对治疗痴呆、心脾气血两虚，兼有胃阴不足、心烦口渴的患者较为适宜。

山楂：常用于治疗老年性痴呆症兼有高血脂症、糖尿病患者。

鲜鱼：痴呆病人脑部的 DHA 不饱和脂肪酸的水平偏低，而鱼肉尤其是金枪鱼中，这种脂肪酸的含量很高。

其他：如蘑菇、鸡蛋、大豆、木耳、山药、海参等食物，对防治老年性痴呆症均有一定效果。

多用脑勤交流

老年朋友应该培养自己的爱好，多读书看报，或者练习书法、乐器，对预防老年性痴呆症都是很有帮助的。那些担心年龄大了记忆力下降的人，完全可以通过常用脑来改善记忆。人脑中的很多神经细胞是处于休眠状态的，只要运用，就会促进其功能的恢复，改善记忆。

老年朋友还要注意保持良好的心态。有的老人因腿脚不方便而很少与人交流，性格就会渐渐变得孤僻，遇到矛盾容易发怒、生气。有研究显示，老年性痴呆症与长期精神忧郁有关系，所以要常常与人沟通，遇到不愉快的事情要冷静应对。保持良好的人际关系，避免总是唉声叹气。

改善生活方式

改善生活方式，对预防老年性痴呆症也很有积极作用。

1. 严格戒烟

吸烟历史越长，每天吸烟越多，脑动脉硬化就越明显，越易导致大脑供血不足，脑组织萎缩，导致痴呆。

2. 少饮或不饮烈性酒

酒精能使大脑细胞密度降低，脑组织萎缩，脑功能降低，反应迟钝导致痴呆。

3. 定时排便

肠道内细菌能将未被消化的蛋白质分解成氨、硫化氢、吲哚等有毒物质，并被血液吸收。大便滞留于肠道过久，上述有毒物质随血液循环过量进入大脑，可导致智力下降。

4. 控制铝质炊具的使用

铝与酸、碱、盐都可发生化学反应，常用铝质炊具加工或盛放含酸、碱、盐的食物，食物易被游离出来的铝元素污染。进入身体的铝过量后会损害中枢神经系统，引起智力下降、反应迟钝，易导致痴呆。

第8章

保健养生箴言

• 40岁，是身体健康概况的转折点，发病危险性大增。人要想健康，在30岁时就应努力培养健康理念和健康生活方式。

• 健康面前人人平等，种瓜得瓜，种豆得豆；一分耕耘，一分收获。

• 中年健康的关键就是一、二、三。一是：态度第一，因为态度决定一切；二是：给健康以时间，给健康以空间；三是：好妻子，好孩子，好身子。

一个中心

以健康为中心。

以健康为中心，健康不得病，个人少受罪，家人少受累，节省医药费，造福全社会。

两个基点

糊涂一点，潇洒一点。

不要整天计较一些鸡毛蒜皮的小事；站得高一点，看得远一点，心胸宽一点，肚量大一点，这样做人、做事都好办。

三大作风

助人为乐，知足常乐，自得其乐。

帮助别人是最大的快乐，助人为乐。比上不足，比下有余，知足常乐。人要是倒霉了，也要高兴，你现在倒霉，意味着光明就在前面，自得其乐。

四大基石

合理膳食，适量运动，戒烟限酒，心理平衡。

近年，国际科学界提出了一个口号：公众理解科学、科学引领生活。这里的科学理念指的是1992年"维多利亚宣言"的四大基石：合理膳食、适量运动、戒烟限酒、心理平衡。

四大基石的核心就是古人说的"适者有寿"。"适"指适度、适当、适应。适度是凡事不过分，不过激，不走极端；适当是指把握好事物与环境之间的全方位、多角度、多层次的关系；适应是指随着外界环境变化，自身也要跟着相应变化，即与时俱进。比如合理膳食，关键是合理；适量运动，关键是适量；膳食与运动都是健康必需，但又都是"双刃剑"；心理平衡，关键是平衡。这种平衡并非心如枯井，更非麻木不仁，而是一种理性的平衡，智慧的平衡。喜怒哀乐，人之常情，但切勿大喜大悲、大惊大恐。不然，芝麻大的事就勃然大怒，造成心梗、脑出血，将会遗恨终生。"适"字，不仅对个人健康有用，而且对治家、治国也一样有用。里根总统上台时的国情咨文里引用了老子《道德经》的一句话："治大国，若烹小鲜"，虽然只有7个字，却蕴含着深刻的哲学道理，即世间万物，大到治国，小到烹鱼，都是一个道理，即掌握好"火候"，把握好"度"，则身心健康，国泰民安。反之，则宽严皆误，四面楚歌。

"适"字的本质就是辩证法，一位智者说过："学好哲学，受用终生。"哲学是做人、做事、修身、齐家、健康、幸福、长寿的第一法宝。

四个最好

最好的医生是自己，最好的药物是时间，最好的心情是宁静，最好的运动是步行。

有了这些，基本上不要吃什么药，我们个个都能健康七八九，百岁不是梦。

"三心三自"

三心：事业上有颗进取心；生活中有颗平常心；心灵里有颗慈爱心。

三自：自信、自强、自律。

自信是成功的基础，自信不是自负，自信是了解自己，永远乐观不悲观；自强不是逞强，自强是顺应自然，顺势而为，适度均衡，阴阳和谐，这才能强大；自律是防腐剂，不然，春风得意便忘乎所以，贪心贪欲，前功尽弃。有了这"三心三自"，便会头脑冷静，理性分析；不以物喜，不以己悲；宠辱不惊，去留无意；清风明月，物我两忘。什么功名利禄，酒色财气，都会如同粪土；一身正气，永远立于不败之地。

健康生活"三个平"

平常饭菜，平和心态，平均身材。

1. 平常饭菜：一荤一素一菇

最近联合国粮农组织提出一个新的口号：21 世纪最合理的膳食结构就六个字：一荤一素一菇。

为什么要一荤一素一菇呢？首先，你一定要有个荤菜，因为人是杂食动物，人不能完全吃素，荤菜一吃以后，动物蛋白有了，高级营养蛋白也有了。其次，要有素菜，素菜一吃以后，纤维素、维生素、矿物质也有了。吃素菜很重要，能使大便通畅。最后，还得有菇。菇就是食用菌。现在越来越发现，食用菌在膳食中所含营养特别全面，有三大作用。第一，菇是灵芝，食用会使血脂下降，胆固醇、甘油三酯下降，血黏度下降，动脉硬化延缓，心脑血管病减少。第二，菇含有香菇多糖，使免疫力提高，癌症减少。所有吃菇的地方，癌症都少。第三，菇还有一种抗氧化作用，使细胞凋亡慢，延缓衰老，使老年痴呆减少。在北京，每死100个人，就有52个心脑血管病，22个癌症，这就占了74个。如果我们经常吃菇，心脑血管病就少，癌症减少，衰老减慢。

2. 平和心态：乐观是超级保健药

何为好心情？就是有好心，还得有好情。好心是爱心、善心、真心。科学研究表明，爱心多，内啡肽释放就多，人体微循环得到改善，免疫力提高。爱心使人健康，善心使人美丽，真心使人快乐。好情是友情、亲情、爱情。友情使人宽容，亲情使人温馨，爱情使人幸福。有了这三个心，有了这三种情，你一定有好心情。

不争不恼不怒，爱心宽容大度。

乐观积极的心态所具有的力量超过我们的想象。

我调查过北京市200例猝死病人，有50%死亡以前 24 小时之内生气、着急、情绪激动，20％～25％死以前半小时喝酒、激动、生气，18％死亡发生在 30 秒之内，刚刚还说着话，说死就死了，30秒就死。就是说，精神情绪影响很大。

3. 平均身材：不胖不瘦不堵

肥胖就是疾病的象征，肥胖就是衰老的象征。

肥胖对身体有什么损害呢？简单一句话，超重减寿那是肯定的。30 多岁，你就胖，表明你已经老了，你就是有病。

有女士问我，洪教授你说腹部吸脂好不好，塑身好不好？我跟她说：减肥不是为了整容，吸脂是一种整容；减肥也不是塑身，减肥是为了健康。你靠不吃饭去塑身是不对的，应该加上合理膳食，适量运动。

强身健体"八个八"

日行八千步，夜眠八小时，三餐八分饱，一天八杯水，养心八珍汤，强体八段锦，无病八十八，有寿百零八。

我说"日行八千步"，并非绝对，按日本人的方法是日行 1 万步，都可以。但至少 3 公里，也就是 6000 步。8000 步是个大概，最高 12000 步，最低 6000 步。

"夜眠八小时"，很多人以为，人类睡六七个小时就够了。做实验得出的结论，人类需要睡眠 8 小时。美国人在极黑的房间里、黑黑的山洞里做实验，不受外界干扰，发现人无论睡眠长短，通常醒 12 小时，睡 6 小时，或醒 18 小时，睡 9 小时，平均算下来睡眠时间正好是醒时的 1/2。按照生物节律，按照自然规律，人每日睡 8 小时符合生物钟。

还有就是经常做做八段锦。国家体委的一位老领导，80 多岁，身体好得不得了，还长跑呢！他就是按照八段锦做的。

"无病八十八"，强调健康寿命长。半身不遂地躺在那儿，耗着，没有生活质量。

"有寿百零八"强调的是健康寿命，即活着就要享受生活，生活就要讲究幸福度。

"养心八珍汤"讲的是人的整个人生、整个世界的阴阳和谐、中庸，中国的中庸是指平常心。

四君子汤

君子量大，小人气大；君子不争，小人不让；

君子和气，小人斗气；君子助人，小人伤人。

君子的品德有 8 个字：量大、不争、和气、助人，其中有着极丰富的底蕴和哲理。

量大，海纳百川，有容乃大。现代研究认为，在成功者中，非智力因素——意志、品德、度量等占 80％以上，而智力因素不足 20％。不会做人者，就不会做成事。

不争，这是一种高尚的心灵境界，老子说："对不争者，人莫能与之争。"属于自己的，不必争，自然会属于你；不属于自己的，争也争不来，争来了，将来会失去更多；对别人的成绩要由衷地赞赏、发自真心地祝贺，不要嫉妒，因为嫉妒别人就是伤害自己的开始。

和气，当然要发自真诚，俗话说，和气生财。处世要智圆，外圆内方。

助人，助人是精神的至高至美境界，助人是快乐之本，要学会与人同享快乐。送人玫瑰，手有余香。

常喝"四君子汤"，让你一生都健康。

健康金字塔塔下四种人

聪明人，投资健康，健康增值，一百二十；

明白人，储蓄健康，健康保值，平安九十；

普通人，漠视健康，健康贬值，带病活到七八十；

糊涂人，透支健康，提前死亡，早早离去五六十。

21世纪，躯体的、心理的、社会人际适应的和精神道德上的良好和完满状态才称之为健康。这就好比一层层向上的金字塔，是全方位的概念，而不仅仅是指没有疾病，或没有不舒服，更不是仅仅指体格健壮。

一个人到医院检查，所有化验及B超、CT、心电图一切正常。他是否健康呢？不一定，因为如果他做了亏心事，他贪污了，整天提心吊胆，害怕警察敲门，他已经不健康了。

有位拳王，天下无敌手，但他也不健康，为什么呢？因为他犯罪进监狱了。因此，健康素质高的人也一定是思想道德、科学文化素质比较高的人。

对健康这里有四种不同心态的人，第一种人是聪明人，他们主动健康，投资健康，结果健康增值，轻松活到一百二十；第二种是明白人，他们关注健康，储蓄健康，结果健康保值，平安生活到九十；第三种人是普通人，他们漠视健康，无动于衷，结果健康贬值，只能带病活到七八十；第四种人是糊涂人，他们之中许多是白领精英，他们透支健康，提前得病，提前死亡，结果生命浓缩，五六十便撒手人寰。四种态度，四种结局；因为健康面前人人平等，种瓜得瓜，种豆得豆；一分耕耘，一分收获。

中年健康四句话

三十岁努力，四十岁注意，五十岁轻松，六十岁成功。

人到了30岁时就要努力培养健康理念和健康生活方式，"健康是1，其他是0"，"爱妻爱子爱家庭，不爱健康等于0"。

40岁，是身体健康状况的转折点，发病危险性大增。男性40岁以后要格外注意饮食，由于我国膳食缺钙，中年人每日喝1袋牛奶对增强体质，防止骨质疏松很有必要。要多关注家庭，多话聊，用"心"话聊，用"情"话聊，多看另一半，深情地看，据法国的研究证明，这样可减少家庭的"亚健康"。

结合其他研究，总起来说，中年健康的关键就是一、二、三。一是：态度第一，因为态度决定一切；二是：给健康以时间，给健康以空间；三是：好妻子，好孩子，好身子。这主要与心理和感情因素有关。

第 9 章

保 健 养 生 新 观 念

- 世界卫生组织前总干事中岛宏博士指出："许多人不是死于疾病，而是死于无知。只要采取预防措施就能减少一半的死亡。"

- 因为基因的不同，表面看起来差不多的人，实际上千差万别，你的遗传基因决定你一生的保健方式。

- 科学养生和保健可以使高血压发病率减少 55%，中风发病率减少 75%，糖尿病发病率减少 50%，肿瘤发病率减少 33%，更能使健康寿命延长 10 岁，生活质量也会大大提高。

健康面前人人平等

健康对我们来说是人人平等的，哪怕你是富豪、你是皇帝，只要你不遵循健康规律，你活的寿命就会比百姓还要短。在健康面前，财富、地位、权力都无济于事。而顺应客观规律的"聪明"人，才一生平安。

我有个38岁的病人，算是个大款，亿万富翁，一个人就有15亿资产，是8家公司的董事长。有一天突发急性前壁心肌梗死，救活了。我们给他做冠状动脉造影时发现：左前降支阻塞100％，右冠状动脉阻塞80％。他虽然才38岁，可动脉硬化的程度比78岁的老人还要严重，并形成室壁瘤，心室壁很薄，跟牛皮纸一样，心脏薄得不能咳嗽，一咳嗽心脏可能就会破了。所以，他大便不敢使劲、不能咳嗽，成天拄着拐棍儿。

有一天他问我一个他自己总也想不通的问题："上帝怎么对我这么不公平？人家38岁不得病，78岁都没得病，怎么我38岁得了这么要命的病？你看，我年纪轻轻，事业兴旺发达，如日中天，正想干事业，怎么会得这个病呢？我怎么这么倒霉？"

我说："据我所知，上帝是最公平的，自然规律是一样的，人世间很多事不公平，但上帝是公平的，那你为什么得病？很简单，'维多利亚宣言'提出的健康四大基石——合理膳食、适量运动、戒烟限酒、心理平衡，你违背了这些规律。"他的血抽出来，立刻凝固了，血液太黏稠了，他的血放置8小时以后，上面厚厚一层油，因为高脂血症。他体重188斤，腰围112厘米。合理膳食——你这个大款，天天大吃大喝，山珍海味，生猛海鲜，膳食不合理，所以你188斤。适量运动——你出门就坐奥迪，起码坐辆桑塔纳，你上两层楼都得坐电梯，你不运动。戒烟限酒——你一天两包烟，顿顿都喝酒，烟酒无度。心理平衡——你大款哪有心理平衡，身边多少女秘书啊，你平衡得了她们吗？你今天拉着小秘的手，心里就颤抖，心跳就快；你明天拉着情人的手，血压往上走，血压升高。你大哥大、BP机身上挂着，白天呼你，晚上叫你，挣了钱你就激动，赔了钱你就着急，你天天没有心理平衡。好，健康四大基石你条条对着干，你不得心肌梗死，谁得心肌梗死。这正好说明上帝是公平的，健康面前人人平等，谁违背谁倒霉，谁顺应谁健康，这就叫好人一生平安。

失去健康，就失去一切

按照世界卫生组织的定义：65 岁以前算中年人，65～74 岁算青年老年人，75 岁以后才算正式老年人。可现在的情况呢？应该活到 120 岁的却都只活到 70 岁，整整少活了 50 年。本应该 70～90 岁很健康，好多人 30 多岁动脉硬化，40 多岁冠心病，50 多岁脑溢血，60～70 岁活是活着，但是生活质量不高。

所以说，一个人活到 100 岁还不够，还要健健康康才有意义。没有了健康，一切幸福生活都将不存在。

最近调查显示，中国人寿命不短，但是健康寿命不长。我们的平均寿命是 71.8 岁，已接近发达国家的水平，但我们的健康寿命才 62.3 岁，世界排名第 81 位，而日本以健康寿命 74.5 岁排在第 1 位！

中国人有个观念，叫"好死不如赖活着"。就是活着是活着，癌症也算活着，植物人也算活着，但生命质量极差，这不是我们所要的，我们希望的是健康 100 岁。

健康 100 岁够不够？还不够，还要快乐。一个人的最高境界，活在世界上天天要快乐，生活才有意义。每天都高兴，每天都快乐，太阳每天都是新的，心情每天都是好的，生活每天都是充实的，活到 100 岁，又健康，又快乐，这才是我们倡导的健康新观念。

死于无知更可怕

世界卫生组织前总干事中岛宏博士说过一句话："许多人不是死于疾病，而是死于无知。"并再三提出告诫："不要死于愚昧，不要死于无知。"因为很多病是可以不让它发生的，是可以避免死亡的。

有一位教授，患有冠心病，本来应该避免突然用力。有一回他搬书，书很重。其实一次搬两三本书一点事也没有，但他一次搬一摞书，一使劲屏气，当即心跳停了。经过全力抢救以后，心跳复苏了，可大脑死亡了，变成了植物人。一个人 4 年医药费花了 150 万元。如果他要是受过健康教育，知道自己不能憋气，不能突然用力，搬书一次搬两三本就行了，或者干脆不去搬这摞书，就不会变成植物人了。

还有北京的一位男士，11 月 1 日买了许多白菜放在墙根儿。11 月 3 日下了一场雪，他怕白菜冻坏了，于是从 3 楼下来搬白菜。白菜一棵好几斤重，他第一次搬了 3 棵，从楼下搬到 3 楼阳台，第二次搬了 2 棵，第三次又搬了 2 棵，总共五六十斤重。可是因为平常不干活，他一下子上下 3 楼好几趟，累得直喘，越喘越厉害，咳嗽吐痰，吐血沫痰。他感觉不对，赶紧上医院吧！医生一看不得了，急性心肌梗死，赶紧抢救，打了一针药，这一针药 0.1 克 1.5 万元。金子 1 克是几百元钱，0.1 克金子才几十元钱，这个药 0.1 克就要 1.5 万元。药效果不错，打进去之后病情很快就缓解了。最后一结账，医药费花了 6 万元。想一想，为了这几棵白菜花了 6 万元医药费，命差一点儿就没了。如果他接受健康教育，知道其中道理，就不会发生这些事了！

健康人更应该被关爱

　　我 1981 年去美国，专搞预防医学研究，导师是非常有名的斯丹姆教授，世界级权威。他带我到芝加哥的一家公司开午餐会，老板说今天开会是给 10 年当中不得病的人发奖，一人发一件 T 恤，一个网球拍，还有一个信封里面装一张支票，是象征性的少量奖金。然后，大家为他们鼓掌，都很高兴。

回去一想，美国这个企业家太聪明了，人家美国关心的是健康人！因为他的员工10年不得病不花钱，可以省许多医药费，才给他一件T恤、一个网球拍，你想他创造的财富有多少？这家公司里有游泳池、健身房、网球场，鼓励大家运动，大家都不得病。

我回来后，到北京一看，我们的工会主席、支部书记一到过年过节，探访的都是老病号，病越重越去看他，健康的人反而没人关心！

美国这个公司所关心的是健康人，让大家健康不得病。

在我国，我们的观念是重医疗，医疗费花个五万十万的没问题。在我管的病房，住院的干部一住院费用就好几万。医疗费花100万元也没问题，国家对慢性病的预防却投入很少很少。

实际上有专家研究得出结论，对心血管病在预防上花1元钱，医疗费能省下8.59元，同时测算出它还能省下约100元的终末抢救费。

智者不惑

在我国物质文明大大进步了的今天，为什么一些慢性病反而更多了？发病年龄更早了？一些原来可以控制的高血压、糖尿病不但控制率很低，而且并发症很高？慢性病的形势怎么越来越严峻了？

归纳起来原因有三：

一是无知无为。即病于无知，死于无知。

二是有知难为。许多中青年人，有保健知识，也想健康，但工作、生活、家庭的压力过大，权衡下来是无奈，只好透支健康，浓缩生命。

三是有知不为。更多的人尽管知道保健知识，但实践中就是做不到。这就是人性的弱点。人性中有一个知、信、行的落差公式，或称闻道、悟道、行道公式。这个公式是：100 个人闻道，其中能悟道者仅 50 人，而能行道者则不到 10 人。

目前，城市中大多数人属于第二、三种。知识与行为，闻道与行道之间有这么大的鸿沟，那么应该怎么办呢？

古人说：智者不惑，勇者不惧。何为智者？遇事不惑者也。遇到一件事或一个问题，能够全面、客观、有深度地进行综合分析、思考和比较，不仅知其然还知其所以然。然后认清目标，矢志不移，持之以恒，百折不挠；水滴石穿，终成正果。智与知不同，知是知识，一学就会，但只是表层知识，并不形成性格，不一定能变成信念与行为。而智是"知"加上"日"，即有了知识后，还要日日潜思精炼，天天悟道行道，才能提升成智慧，升华成性格；才能遇事登高望远，高屋建瓴并且持之以恒，一以贯之。能做到智和勇，不是容易的事。

遗传基因决定保健方式

人得病主要有两个原因：一个是内因，是指爸爸妈妈的基因；一个是外因，是指外界的环境因素。

因为基因的不同，表面看起来差不多的人，实际上千差万别，你的遗传基因决定你一生的保健方式。

一个人得病不得病，长寿还是短命，在一定程度上跟父母的基因有关系。假如爸爸有高血压，妈妈有高血压，生出的小孩儿45％会有高血压；父母有一个有高血压，小孩儿有28％的机会得高血压；父母血压正常，小孩儿会不会得高血压呢？也会，但概率很小，是 3.5％。总体上讲，爸妈没有病，子女也会得病，但概率会低些。

张三一吃肥肉、鸡蛋就胖，胆固醇高、动脉硬化、心肌梗死。可李四，天天吃肥肉，天天吃鸡蛋，天天吃猪肝，想吃什么吃什么，可胆固醇就是不高，也没有动脉硬化。为什么呢？道理很简单，就是基因不同造成的。

我的健康我做主

虽然我们不能选择基因，但却能够选择健康。据世界卫生组织报告，健康有四大决定因素：第一是内因，即父母的遗传因素，占 15％；第二是外界环境因素，其中社会环境占 10％，自然环境占 7％，共占 17％，即内因外因共占 32％；第三是医疗条件占 8％；第四是个人生活方式的影响占 60％。

因此，在我们能够控制的后两种条件中，个人生活方式的因素占 68％中的 60％，即约九成。美国社会福利局报告：采用医疗方法，花费数百亿至上千亿美元可以减少 10％的过早死亡，而用养生预防方法，不用花多少钱，就可以减少 70％的过早死亡。

另外，科学养生和保健可以使高血压发病率减少55％，中风发病率减少75％，糖尿病发病率减少50％，肿瘤发病率减少33％，更能使健康寿命延长10岁，生活质量也会大大提高。新的研究表明，中年注意养生的人（指零危险因素），与不注意养生的人（有1～4项危险因素）相比，老年期65岁以上所花的医疗费仅为后者的1/3～1/2，同时住院次数也大大减少。在这样的一组数据对比中，那些总是称自己忙的人，还有理由不预防、不保健吗？

最好的药物是时间

最好的药物是时间，什么意思呢？有病越早发现，越早治疗就越好。有个尿毒症病人其实是被12年的高血压耽误了，结果透析花了90万元。其实你早发现，治疗很简单，像高血压，一天一片药，3个月到半年就好了，那样费用小，还不得并发症。你要耽误三五年甚至更长时间，那就不是一片药的问题了，可能需要两种药在一起吃。你再耽误十几年脑出血了，那就不是一片药两片药管用的，得开颅打洞、抽血。如果是心肌梗死，你得马上到医院打上一针药，半个小时一个小时化开了还算好。可如果 6 个小时后，再送医院，效果就差了。如果 12 个小时后，药毫无效果，你打几针都不管用。相反你早去，不用打 1.5 万元的药，1500 元的国产药就管事，所以说时间是最好的药物。

学会慢生活

从瓦特发明蒸汽机、哈格里夫发明织布机开始，人们的生活就没有再慢下来。人们的时间被切分到最小，一周 7 天每天 24 小时不停运作，日常生活被忙碌和焦虑充斥。这种毫微秒文化发展到极致，人的身心超负荷运转，长期处于亚健康状态，健康就会受到严重损害。

当快节奏的生活成为生存所必须适应的规定模式，也许在人们的心底，对脚步不再匆忙、生活舒缓安逸的渴望已如山花般灿烂。所以，当"慢生活"的概念在 1989 年一出现，便迅速震动世界，并影响至今。其实，适时地"刹车"是为了走得更远。不要把工作时间都安排得满满的，而要从"早 7 点、晚 11 点"的紧张生活中解放出来，经常有计划地拿出整块的时间来做运动，给自己慢慢做一顿好饭、看喜欢的书、给花浇水，甚至只是坐着发呆，都是一种自我调节，人们可以在这些平凡的细节中感受到生活的幸福。

怎样获得"慢生活"呢？不妨从慢慢吃开始，抑制生活快节奏。这是国际慢餐协会对忙碌的现代人提出的忠告。

学会"慢生活"，还可以从运动开始。慢式运动能提高生活品质，那种形式上的慢速度、慢动作，所带来的是内心本质放缓。如今，无论是在忙碌的美国还是浪漫的澳洲，一种"每天1万步"的健身方式相当流行。医学研究表明，每天步行1小时以上的男子，心脏局部缺血的发病率只是很少参加运动者的1/4。

放慢生活的脚步吧，你会发现生活变得更加美好。